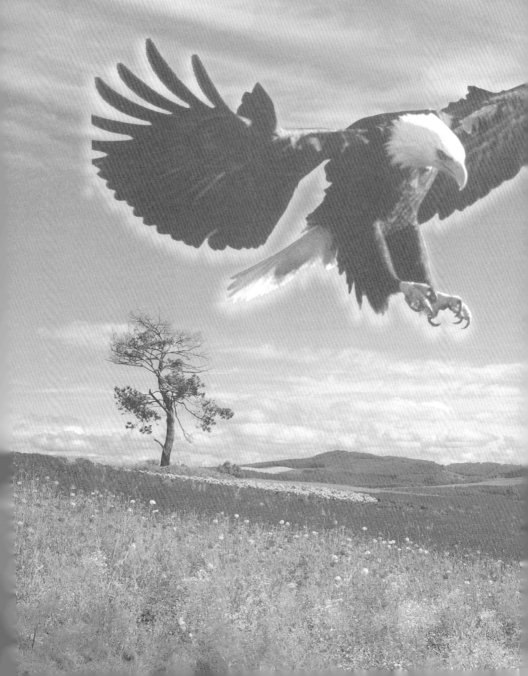

大展好書　好書大展
品嘗好書　冠群可期

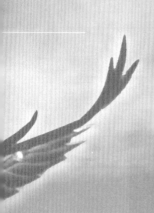

大展好書　好書大展
品嘗好書　冠群可期

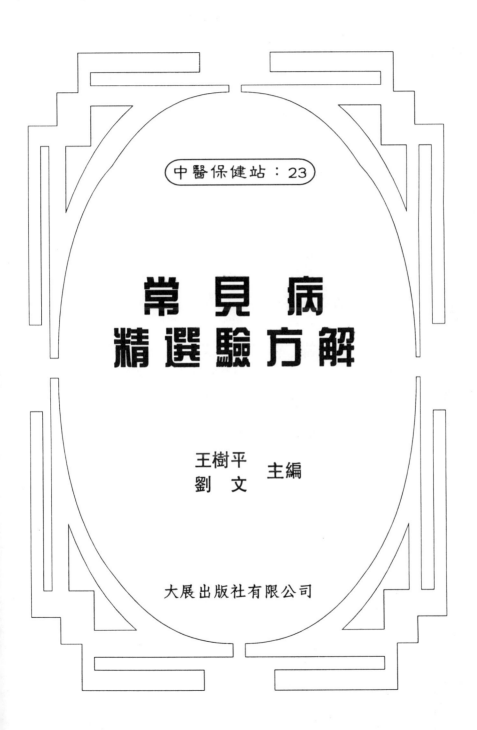

中醫保健站：23

# 常見病
# 精選驗方解

王樹平
劉　文　主編

大展出版社有限公司

主　編　王樹平

副主編　金孝靈　孫愛華　王　輝　張廣求

編　委　羅　曼　王新漢　袁　曉　邵迎新

　　　　周程鵬　郭曙光　秦　玲　游　紅

　　　　徐　明　陳　敏　邵西征

常見病精選驗方解

# 內容簡介

　　民間常見病、多發病單方驗方是中國醫藥學寶庫的重要組成部分，在全國各地廣為流傳。如果用之得當，確能起到防病治病的作用，但若用之不當，輕者無效，重者可延誤病情甚至導致嚴重後果。

　　本書編者係從事多年醫院藥學工作的專業人員，編輯此書意在透過搜集整理民間常見病、多發病單方驗方，用現代醫藥學和中國傳統醫藥學理論相結合的觀點進行選解。並據此闡釋民間單方、驗方治療疾病的原理和方法，以供讀者參考。

　　本書共分緒言、內科、外科、婦科、兒科、五官科、其他七個部分。緒言簡要闡明使用民間驗方注意的問題；正文分別列出各科常見病症。每一病症由病名、症狀簡介、方劑、製法與用法、主治與功效、方劑解釋六個方面組成。病名儘量使用眾所周知的通俗名稱，不為中、西醫病名所限；症狀簡介是簡明扼要地說明該病成因、主症；方劑解釋主要是從醫藥專業理論角度，引證出對該方的解釋；並闡述每一方劑的適應證、注意事項及選用方劑時應注意的問題等。

　　本書具有通俗易懂的特點，且所選之方，大多簡、便、廉、效，選用方便。此書既可作為從事醫藥專業技術人員的參考用書，又可作為百姓家庭求醫問藥的科普讀物。

儘管在本書編寫過程中，編者查閱、收集了大量文獻資料，但由於編者水準所限，書中存在不足之處在所難免。望廣大讀者批評指正。

編者

常見病精選驗方解

# 目　錄

常見病精選驗方解

目

錄

常見病精選驗方解

# 緒 言

常見病的驗方書籍很多，在日常生活中也不乏有人選用，但往往效果並不理想，這是為什麼呢？導致驗方不驗的原因主要有以下幾個方面：

（1）診斷不明確，方藥不對症。

單方驗方一般適應症都比較局限，使用時如未明確診斷，只憑單一臨床表現相似就隨便下藥，則方不對症，就會差之毫釐、謬之千里。另外，有的驗方在證治、藥味、劑量、用法上都很含糊，甚至以訛傳訛，有的遊醫藥販不擇手段騙取錢財，往往造成嚴重後果。因此在選用驗方防病治病時，最好應先找醫生，明確診斷後再用。

（2）藥材炮製加工欠妥，劑量選用不對。

很多藥物都有特殊的炮製加工要求，如未按要求加工，則其效不佳，甚至發生中毒。如半夏、南星、川烏、草烏等中草藥不經加工處理，往往引起病人中毒。同時，各種藥物都有一定的安全劑量範圍，特別是毒性較大的藥物，必須遵照《中國藥典》、《中藥材炮製規範》等有關標準，不可隨意取用。此外，藥品必須講求品質，藥質低劣，甚至蟲傷霉變都嚴重影響治療效果，更不可使用代用品和假藥。因此，在使用單方驗方時最好向中醫藥人員諮詢一下，在他們的指導下使用就較為安全有效。

（3）配伍失宜，使用方法不當。

單方驗方可以是一味藥，也可能是幾味藥，如為兩種

以上藥物聯合使用，必須注意它們之間是否有相畏、相反關係，如半夏、瓜蔞、天花粉、貝母、白芨都不能與川烏、草烏、附子相配伍。在使用方法上，或煎湯，或研末、或泡兌，或為丸，就必須按要求使用，否則難以奏放。

為了大家能正確選用民間驗方，在介紹方劑之前，我們就使用驗方的一些須注意基礎問題作一簡述：

## 一、選用驗方要注意辨證論治

中國醫學幾千年來逐步形成了「辨證論治」的醫療體系。它的內容，包括理、法、方、藥。臨床用「藥」要組織處方，組織處方要符合治療「法」則的要求，治療法則的確立，有賴於辨證論治的「理」論指導。所以理、法、方、藥是緊密聯繫在一起的。要正確地運用辨證論治，應掌握一定的基礎知識。

在臨床用藥方面，前人積累了豐富的經驗。舉例來說，同是熱性藥，附子的熱與乾薑的熱不同；同是寒性藥，石膏的寒與黃連的寒不同；同是發散藥，桂枝的發散與麻黃的發散不同；同是滋陰藥，麥冬的滋陰與地黃的滋陰不同；同是補腎藥，熟地補腎陰，肉桂補腎陽；同是一味柴胡，在甲方中是取它的發散、和解作用，在乙方中則利用它的升提作用。再如同是一味大黃，在不同的藥方中，又可利用對它的配伍或炮製以及用量大小的變化而改變其治療作用，等等。我們必須學習和運用這些寶貴的經驗和理論，以幫助提高醫療效果。

近些年來，有些用動物做實驗的報導，也能說明這一點。例如：用滋陰潛陽藥對動物神經原發性高血壓，有良

效，但如將滋陰藥、潛陽藥分開試驗，則降壓效果均差。用桂附八味湯則完全無效。對腎性高血壓，則桂附八味湯效果良好。單用滋陰的六味地黃湯也很好，而單用肉桂、附子則基本無效。所以，應避免那種不分藥性寒熱、不注意藥量大小、配伍變化，不根據證候虛實寒熱、轉化轉變而呆板硬套的用藥方法，而應該注意結合辨證論治的理論去運用驗方。

## 二、注意配伍變化和用量大小的變化

中藥的配伍變化很多，藥方中藥物配伍的恰當與否，直接影響著治療效果。

例如麻黃本為發汗藥，但如配用適當量的生石膏，則可減少它的發汗作用而發揮其宣肺平喘、開肺利水等作用；荊芥為解表藥，如配防風、蘇葉則為辛溫解表藥，如配薄荷、菊花則為辛涼解表藥；防風可以治頭痛，如配白芷則偏於治前頭痛，配羌活則偏於治後頭痛，配川芎、蔓荊子則偏於治兩側頭痛。再如黃連配肉桂可治心腎不交的失眠；半夏配秫米可治胃中不和的失眠；大黃配甘草可治剛吃完飯即吐的嘔吐。

藥方的組成：也常因一、二味藥的加減而增強治療作用。例如四味補氣湯（舊名四君子湯：參、朮、苓、草）為健脾補氣的方劑，但脾的運化功能差者容易產生胸悶胃滿的副作用，宋代名醫錢乙在這個藥方中，加入了一味陳皮，以理氣和中，糾正了它的副作用，名為「五味異功散」，而成為臨床上常用的著名方劑。再如用補中益氣湯做動物實驗證明，其中升麻和柴胡在藥方中對其他藥有明

顯的協同作用，並能增強這些藥物的作用強度，尤其在腸蠕動方面。如去掉這兩藥，該方對腸蠕動的作用即現減弱。若單用這兩藥，則無以上各作用。

也有人對茵陳蒿湯做了動物實驗，發現把茵陳、梔子、大黃三藥分開，單味投藥時沒有明顯利膽作用。只有把茵陳、梔子、大黃三藥合起來使用（即茵陳蒿湯）時，才見到膽汁排泄大量增加，並且是量與質的排泄同時增多。再如，有的人對 55 個含有黃連的複方，進行了實驗和臨床觀察等研究，結果表明，配伍適宜的黃連複方，確可減少抗藥性的形成，提高抑菌效果，增強解毒能力，減低單味藥的毒性和副作用。可見藥物的配伍變化非常重要。

藥物的用量對療效也有很大關係。例如桂枝湯中，桂枝和白芍的用量相等，就有和營衛解肌的作用；桂枝加芍藥湯中，白芍的用量比桂枝多一倍，就成為治太陽病誤下，轉屬太陰，因而是治腹滿時痛的方子；小建中湯中，白芍比桂枝的用量多一倍，又配用飴糖，就為溫建中焦、止腹中痛的方劑了。

厚朴三物湯、小承氣湯、厚朴大黃湯，三個藥方都是厚朴、枳實、大黃三味藥組成，因三藥的用量，各方不同，就方名不同，治證不同。再如清瘟敗毒飲原方中指出：「生石膏大劑六兩至八兩，中劑二兩至四兩，小劑八錢至一兩二錢；小生地大劑六錢至一兩，中劑三錢至五錢，小劑二錢至四錢；川黃連大劑四錢至六錢，中劑二錢至四錢，小劑一錢至一錢半」。並指出：「六脈沉細而數者即用大劑，沉而數者，即用中劑，浮大而數者用小劑」。可見用量的變化在處方中佔有重要的地位。

另外，藥物的用量也與年齡的大小、體重的輕重、病邪的猖衰、身體的強弱、氣候的冷暖等，都有著密切的關係。臨床用藥如果不注意配伍變化和藥量大小的變化，即使是對症和處方的選用原則基本上是對的，也往往效果不理想，甚或無效。

## 三、注意藥材炮製與生用的不同

中藥的炮製約有兩千年的歷史，隨著歷史的發展，在方法上也不斷改進，積累了豐富的炮製與使用經驗。中藥的炮製雖然已由專門技術人員進行加工，但是在選用時也必須掌握炮製對藥效的影響。例如，生薑發散風寒、和中止嘔；乾薑則暖脾胃，回陽救逆；炮薑則溫經止血，祛肚臍小腹部寒邪；煨薑則主要用於和中止嘔，比生薑而不散，比乾薑而不燥。再如，當歸用酒洗後適用於行血活血；炒炭後則適用於止血。

還有石膏生用則清熱瀉火，熟用則斂瘡止癢；地黃生用甘寒涼血，養陰清熱；熟用則甘溫補腎，滋陰填精；苡米生用偏於利濕，炒用則偏於健脾。大黃生用瀉力最大，適於急下存陰；蒸熟則瀉力緩，適於年老、體衰須用大黃者；大黃炭則瀉力很小，但卻能止大便下血。荊芥生用為散風解表藥，炒炭則成為治產後血暈及子宮出血的有效藥物。牡蠣生用，平肝潛陽、軟堅散結、消瘰癧，煅用則斂汗、澀精、止白帶，等等。

僅就以上少數例子即可說明藥物生用與製熟用在效能上是有區別的。因此，在使用驗方選藥時，要注意根據具體情況嚴格把握。

## 四、注意煎服方法

前人在煎藥、服藥的方法方面，積累了不少經驗，我們要注意吸取這些寶貴經驗。

例如，《傷寒論》中桂枝湯的煎服法：「……取藥一劑用水七杯，微火煎取三杯，除去藥渣，溫服一杯，約過半小時，再喝熱稀粥一杯，以助藥力，蓋上被睡臥約二小時，令遍身潮潤出微汗為最好，不可令大汗淋漓，如大汗，病必不除。若服這一杯藥，病全好了，就停服其餘的兩杯。若服一杯沒有出微汗，就縮短服藥的間隔時間，再照前法服一杯，約在半天多的時間內可連服三杯。若病情較重，則可不分晝夜連續服用。若服完一劑病證仍有，可再煎服一劑。遇汗難出者，可連服二、三劑」。大承氣湯的煎服法：「用清水十茶杯，先煮枳實、厚朴，取五杯，去掉藥渣，放入大黃，再煎到兩杯時，去掉藥渣，放入芒硝，更上微火煮一、二沸，分成兩次服，服藥取得大便瀉下後，其餘的藥就停服。」《金匱》大半夏湯，（半夏、人參、白蜜）的煎服法：「以水十杯左右和蜜，用勺揚二百四十遍，用此蜜水，煮藥，取二杯半，溫服一杯，其餘的一杯半分成兩次服。」再如大烏頭煎，「大烏頭五枚，以水三杯，煎取一杯，去掉藥渣，加入蜂蜜兩杯，再煎至水氣盡，得兩杯，壯人服 0.7 杯，弱人服 0.5 杯，如不效，明日再服，不可一日服兩次」。再舉《溫病條辨》中銀翹散的煎服法為例：「……杵為散，每次服六錢，用鮮葦根湯煎藥，聞到藥味大出，就取下，不可煮得時間太長。病重的，約四小時服一次，白天服三次，夜間服一次。病不

解者，原方再服。」還有的藥方，如「雞鳴散」，則要求在清晨4時左右服用才有效果等等。

從以上例子中可以看出，煎藥方法、服藥方法，都對治療效果有很大的影響。所以不但要注意藥物的炮製、配伍，方藥的組成等，還必須注意藥物的煎、服方法，才能取得良好的效果。概括起來說：解表藥宜急火，煎的時間不要太長（約15～20分鐘），約2-4小時，服藥一次，病好了則停服。補益藥宜慢火久煎（約30～40分鐘），每日早晚各服一次，可比較長期地服用。攻下藥宜空腹服。治上焦病的藥宜飯後服。治下焦病的藥宜飯前服。治中焦病的藥宜在兩頓飯之間服。急救服藥，以快速為主不必拘泥時間。這是僅就一般而言，具體的煎、服方法，還應根據病證的具體情況而定。總之，我們必須仔細分析病情，根據自己處方中藥物組成的要求詳細掌握，怎樣煎藥，哪些先煎，哪些後下，飯前服還是飯後服，約幾小時服一次，共服幾次……，絕不可不根據病情及藥方組成要求如何，而都死板地照常規服藥，不管外感、內傷，都是早晚各服一次，這樣常常發生藥方選的雖然符合病情，但由於煎，服方法不對，而致無效。遇此情況，如不究其由，一是耽擱病程，二是浪費錢財。

緒

論

## 五、要注意藥方的隨證加減

前人在長期醫療實踐中，不但在每味藥物的性味功能方面積累了豐富的經驗，並且還創造了許許多多有效的「方劑」，由方劑的組成，把藥物配伍起來應用，從而更提高了醫療效果。這些方劑的內容、理論和組成方法，是

中國醫學中極為寶貴的遺產，我們一定要繼承和發揚它。但是在使用前人的方劑時，也要注意隨證加減，不可拘泥刻板地生搬硬套，原方照抄。

例如有的人用四物湯用來調月經，原方中的藥物一味也不敢增減。對月經提前並且血量過多的，也不敢減少川芎的用量，或去掉川芎，加入艾炭等；對月經錯後甚至二個多月才來一次的，也不敢加重川芎，或更加入紅花等；對血分有些虛熱的，也不敢把熟地換為生地。還有的人用八正散，對大黃的用量不敢增減，更不敢去掉，以致造成病人淋病未癒而又變成了泄瀉。甚至有的人用方連生薑三片、大棗四枚，都不敢動一動等等。這樣的藥方療效是不會理想的。前人批評這種情況叫做「有方無藥」。意思是說你雖然找到了前人的一個有效方劑，但你沒有根據病人的具體情況去加減藥物，所以效果不會好。

也有另一種情況，有的人在用方時不去借鑒前人有效的方劑和組方原則而是對頭痛用川芎、菊花；腳痛用牛膝、木瓜；病人還有些眼花，再開上草決明、石決明；病人還有些消化不好，再用焦三仙；還有點肚子脹，再用點木香、檳榔……根據症狀現象，用上十味、八味藥，藥與藥之間缺乏有機的聯繫，沒有主藥、輔助藥的分別，沒有藥物的配伍變化，沒有使藥物相輔相成的組成，也沒有使它們互糾其偏的配合，未曾辨證施治，缺乏理論上的連貫性，這樣亂用方劑效果是不會理想。

前人批評這樣的情況叫做「有藥無方」。意思是說只有頭痛醫頭、腳痛醫腳的各種藥物，沒有方劑的組成原則或前人有效方劑的借鑒，療效也不會好。

常見病精選驗方解

最好是按照辨證施治的要求，選好一份比較有效的處方，然後根據病人具體情況，再把方中的藥味加以分析，如有不符合目前病情要求的，就把它減去，如需要再加入一兩味藥的，就選一、二味符合辨證施治要求，能在這個方劑中起到互相配合、相輔相成、增強治療效果，不會影響本方總的治療要求的藥物，加進來以提高療效。前人的經驗認為這種情況叫做「有方有藥」，意思是說你開的藥方，既符合辨證施治的要求，又有前人有效方劑的借鑒或是按照方劑組織的原則，根據理、法的要求，組成了方劑，選用了比較恰當的藥物，藥與藥之間有著有機的聯繫，這樣的藥方就會達到滿意的效果。例如辨證為少陽證，施治是和解少陽，選用方是小柴胡湯加減，在用方時要考慮到如病人口渴明顯的，就去掉半夏、加入天花粉以生津液；如胸中煩熱而不嘔的，就去掉半夏、人參，加瓜蔞以蕩鬱熱；如腹中痛的，就減黃芩，加白芍以益中祛痛；如口不渴，外有微熱的，去掉人參，加桂枝以解肌表；病情較重的，用量要稍大些，病情較輕的，用量可稍小些，夏季生薑可略少，冬季可略多等等，但總的藥方組織沒有脫離和解少陽以退半表半裏之邪的施治要求。

綜上所述，運用驗方治病是有一定原則的，而方劑的運用又是極其靈活的，需要隨證加減變化。當然，這種靈活變化也不能漫無邊際，必須符合辨證施治的要求。同時疾病的過程在不斷地變化，這一階段需加減這些藥，另一階段則又需加減另一些藥。所以運用中藥時，要注意方劑的變化，藥物的隨證加減，這對提高療效是有很大幫助的。切記不能「病急亂投醫」或「病急亂用方」。

# 六、注意接受和運用現代科研成果

事物在發展，歷史在前進，用現代科學方法對中藥方劑進行研究的豐碩成果越來越多。我們要及時將這些成果運用於臨床，賦予「辨證論治」以新內容。例如，銀花、連翹、魚腥草、蒲公英、地丁、黃連、梔子、黃柏等，均有明顯的抗菌作用；黃芪有增強功能和護肝等作用；鹿茸含有雄性激素為全身強壯藥；白芍、馬齒莧對痢疾桿菌有較強的抗菌作用；北五加皮有類似毒毛旋花子素的作用；人參、五味子具有「適應原」（Adaptogen）樣作用。（「適應原」樣作用係增強機體非特異性的防禦能力。這種作用是向著對機體有利的方向進行的。）等等。

我們在組織藥方時，可根據病情，結合這些科研成果而選擇用藥，以進一步提高療效。同時還要注意，應儘量結合中醫辨證論治的原則去選擇應用，不可生搬硬套。例如，中醫的虛寒痢，單用黃連、白芍、馬齒莧等去抑制痢疾桿菌往往效果不理想，如同時結合中醫對「虛寒」證的治療原則，加用乾薑，吳萸、附子、白朮、黨參等溫補脾腎的藥則容易取得效果。再如服用五味子粉劑，可使肝炎患者升高的轉氨酶（GPT）下降至正常，但停藥二、三週後，多又上升。如結合辨證論治，隨應證的湯藥沖服，則療效鞏固，多不再回升。所以我們既要積極運用現代科研成果，又要注意掌握中醫辨證論治的方法。

總之，事物是互相關聯著的，所以在選用驗方防病治病時，一是要明確疾病的診斷；二是要對症選方；三是要掌握正確的使用方法，千萬不要盲目。

# 一、内 科

## 1 感 冒

**感冒**：是指感受風邪，出現鼻塞、流涕、噴嚏、咳嗽、頭痛、惡寒發熱、全身不適等症狀的一種常見外感病。又稱「傷風」，如見廣泛流行，症狀較重，則又稱為「流行性感冒」。本病一年四季皆可發生，但以冬、春兩季最為多見，年齡、性別之間發病無明顯差異，有時可呈一定範圍的流行。

流行性感冒，簡稱「流感」，是由流感病毒引起的急性呼吸道疾病。臨床特點是起病急、病程短、高熱、乏力、全身肌肉酸痛，有輕度呼吸道症狀。流行性感冒的傳染性大，易引起暴發及大流行。A型流感病毒因抗原轉變而產生新亞型時，即能引起大流行，約每隔 10-15 年 1次，B型為 4~6 年 1 次，C型則常呈散發。

中醫學認為感冒是由於風邪乘人體禦邪能力不足時，侵襲肺衛皮毛所致。四時之中，氣候失常，如春應溫而反寒，夏應熱而反冷等，風邪易侵入人體而感冒，甚至引起時行感冒。

引起感冒的原因，雖以風邪為主，但常有所兼夾。臨床上以風寒、風熱兩種證候最為多見。

**症狀**：感冒是風邪侵襲人體所引起的頭痛、鼻塞、流涕、噴嚏、惡寒、發熱等為主要臨床表現的常見外感疾

病。主要是感受風邪所致，多發於氣候突變，寒暖失常之時。分有風寒感冒、風熱感冒、表寒裏熱、體虛感冒四種，風寒感冒以惡寒發熱、無汗為特徵；風熱感冒以發熱重寒惡輕，有汗為特徵；表寒裏熱以發熱惡寒、無汗又兼有痰黃、尿赤、脈數為特徵；體虛感冒指氣、血、陰、陽素虛的人易患感冒。

### 方一

【方劑組成】大青葉，板藍根，貫眾各 30 克。

【製法與用法】加水 1000 ml，煎沸 15 分鐘，取藥汁代茶飲。1 日數次。

【主治與功效】清熱、解毒、祛風。適用於感冒初起鼻塞聲重，鼻癢、噴嚏，流涕清稀的症狀，並可預防夏、秋季流行性感冒。

【方劑解釋】大青葉、板藍根「清熱解毒、涼血」（《中藥大辭典》），治溫病發熱、風熱感冒，亦有抗病毒作用。貫眾「治邪熱腹痛，解時行疫氣」；「清熱解毒、治流感」（《中藥材手冊》）。

### 方二

【方劑組成】生薑 20 克，蔥白 20 克，紅糖 30 克。

【製法與用法】取生薑、蔥白排碎，加水適量（約 300 ml）煎至藥液約 100 ml（約沸後 10 分鐘），再加入紅糖烊化，乘熱飲服後，上床蓋被取汗，每日 2 次，病癒為止。

【主治與功效】溫中散寒，解表發汗。適用於春、冬風寒感冒初起，尤宜於老年體虛者或幼兒選用。治療時注意避免當風。

【方劑解釋】生薑：「解表散寒，溫中止吐，可散風

寒，治療風寒感冒。（《中藥學》。蔥白：「外感風寒而發熱惡寒，鼻塞清涕者，用此驅邪解表」（《中藥大辭典》）。

### 方 三

【方劑組成】荊芥 12 克、防風 10 克，生薑 3 片、甘草 6 克。

【製法與用法】取上藥加水適量煎煮兩次，第一次沸後微火再煎 20 分鐘，第二次微火再煎 15 分鐘，合併兩次煎液約 400 ml，趁熱分早晚 2 次服用，每日 1 劑。

【主治與功效】溫中發表，祛風解毒。適用於風寒感冒。

【方劑解釋】荊芥：「本品辛而微溫，宣透外邪，由於寒熱屬性不過偏，故風寒感冒與風熱感冒、風溫初起均為適應症」；防風：「本品升發能散，為治風通用，由風邪引起的表症，無論挾寒挾熱或挾濕，均可由防風適當配伍，以祛散外邪，解除表症」；生薑：「本品辛溫，可散風寒，治風寒感冒」；甘草：「補氣益中，清熱解毒，祛痰止咳，緩急止痛，調和藥性」（中藥學）。

### 方 四

【方劑組成】板藍根 30 克，羌活 10 克。

【製法與用法】取上藥加水適量煎煮兩次，第一次沸後微火再煎 20 分鐘，第二次微火再煎 15 分鐘，合併兩次煎液約 400 ml，趁熱分早晚 2 次服用，1 日 1 劑。

【主治與功效】辛熱解表，宣肺清熱。適用於風熱感冒，症見發熱重，惡寒輕，咽紅腫痛，咳嗽痰黃，口乾欲飲，身楚有汗等，

【方劑解釋】板藍根：「清熱解毒，涼血利咽。本品苦寒，入心肺經，善於清瘟解毒，涼血消斑。用於時行瘟病，發熱頭痛……」；羌活：「本品辛溫發散風寒，苦溫而解除濕，合以祛風散寒除濕，善治風寒夾濕或風濕合邪感冒」（《中藥學》）。

## 方 五

【方劑組成】荊芥 15 克，金銀花 19 克，防風 10 克，柴胡 10 克。

【製法與用法】取上藥加水適量煎煮兩次，第一次沸後微火再煎 20 分鐘，第二次微火再煎 15 分鐘，合併兩次煎液約 400 ml，趁熱分早晚 2 次服用，1 日 1 劑。

【主治與功效】清熱解毒、疏散解表、退熱。用於流行性感冒，症見頭痛、發熱、咽痛等。

【方劑解釋】荊芥：「本品辛而微溫，宣透外邪，由於寒熱屬性不過偏，故風寒感冒與風熱感冒、風溫初起均為適應證」；金銀花：「本品甘寒，芳香疏散，善散肺經熱邪，而透熱達表。用於外感風熱或溫病初起，身熱頭痛……」；防風：「本品升發能散，為治風通用，由風邪引起的表症，無論挾寒挾熱或挾濕，均可由防風適當配伍，以祛散外邪，解除表症」；柴胡：「本品芳香疏泄，性味苦、微寒，具有良好的疏散解表退熱作用」（《中藥學》）。

## 2 咳 嗽

**咳嗽**：是呼吸道疾患的主要症候之一。從大類上分，咳嗽可分為外感、內傷兩大類，相當於現代醫學的上呼吸道感染、支氣管炎、支氣管擴張、肺炎、肺結核等疾病。

外感咳嗽可分風寒咳嗽、風熱咳嗽、燥熱咳嗽三類。

　　風寒咳嗽以痰稀色白為特徵；風熱咳嗽以痰稠而黃、咳而不爽為特徵；燥熱咳嗽以乾咳無痰為特徵。內傷咳嗽分痰濕犯肺、肝火犯肺、肺陰不足三型，痰濕咳嗽見痰多色白而稀，肝火犯肺則咳引脇作痛；肺陰不足則乾咳少痰或痰中帶血。

　　**症狀：**多緩慢發病，病程較長，反覆急性發作而加重。主要症狀有慢性咳嗽、咯痰、喘息。開始症狀輕微，如吸菸、接觸有害氣體、過度勞累、氣候變化或受冷感冒後，則引起急性發作或加重。

　　或由上呼吸道感染遷延不癒，演變發展為慢支。順夏季氣候轉暖時，多可自然緩解。

　　（1）咳嗽　分泌物積聚於支氣管腔內，引起反射性咳嗽。支氣管黏膜充血、水腫，異物刺激也可引起咳嗽。咳嗽的嚴重程度與支氣管黏膜炎症及痰量的多少有關。一般是晨間起床後咳嗽較多，白天較少，臨睡前有陣咳或排痰。

　　（2）咯痰　痰量以清晨較多，由於夜間睡眠後管腔內蓄積痰液，加以副交感神經相對興奮，支氣管分泌物增多，因而在起床後或體位變動時引起刺激排痰。痰液一般為白色黏液或漿液泡沫性，偶有帶血。急性發作伴有細菌感染時，則變為黏液膿性，咳嗽和痰量亦隨之增加。

　　（3）喘氣或氣短　喘息性慢支，由支氣管痙攣，可引起喘息，常伴有哮鳴音。早期無氣短表現。反覆發作數年，併發阻塞性肺氣腫時，可伴有輕重程度不等的氣短，先有勞動或活動後氣喘，嚴重時動則喘甚，生活難以自理。

## 方 一

【方劑組成】鮮生薑 50 克，麻黃 10 克，紅糖 10 克。

【製法與用法】紅糖炒焦，放入生薑、麻黃，加適量水煎 10 分鐘，去生薑、麻黃，分早、晚 2 次服用。

【主治與功效】運濕化痰、止咳平喘。主治風寒咳嗽。以辛溫解表為主，故用於風寒咳嗽。

【方劑解釋】生薑：「辛辣入肺經，可開豁沖散，性溫入脾胃，能運濕化痰」。麻黃：「本品主入肺經，可宣發肺氣而止咳平喘」（《中藥學》）。

## 方 二

【方劑組成】生石膏 100 克、瓜蔞 50 克、陳皮 20 克，牛蒡子 20 克。

【製法與用法】取上藥加適量水 500 克，煎至 300 克，去渣，分早、晚 2 次服。

【主治與功效】清熱宣肺、疏風止咳。主治風熱咳嗽。咳嗽痰多、胸膈脹悶者，用此方化痰止咳。

【方劑解釋】生石膏：「清熱降火，本品氣味具薄，體重沉降，為強有力的清熱瀉火之品，能清肺熱、瀉胃火、除濕熱、祛暑氣、散鬱熱」；瓜蔞：「清熱化痰，本品甘苦而寒，體滑而潤，能清熱宣肺……清熱鬱結火痰火壅肺、咳嗽痰稠、咳嗽不爽，胸悶氣急者，用此清肺化痰、寬胸止咳」；陳皮：「痰濕犯肺、咳嗽痰多、胸膈脹悶者，用此化痰止咳」；牛蒡子：「疏風散熱，本品辛苦而散，可升可降，能疏風邪，散鬱熱，清肺熱，潔上源，止咳喘，透斑疹，為疏風散熱之要藥」（《中藥大辭典》）。

常見病精選驗方解

**方三**

【方劑組成】瓜蔞 1 個，川貝母 15 克，鴨梨 1 個。

【製法與用法】將鴨梨心挖出，川貝母研末放入梨中，於鍋中蒸熟，瓜蔞川貝煎湯送服。1 日 2 次。

【主治與功效】清熱、潤燥、化痰。主治風熱咳嗽、燥熱咳嗽。清化熱痰、滋肺潤燥。

【方劑解釋】瓜蔞：「清熱化痰，本品甘苦而寒，體滑而潤，能清熱宣肺……清熱鬱結火痰火壅肺、咳嗽痰稠、咳嗽不爽，胸悶氣急者，用此清肺化痰、寬胸止咳」；川貝母：「外感咳嗽，……風熱痰壅而致咳嗽氣逆，失音」；梨：「生津、潤燥、清熱、化痰。治熱病津傷煩渴，消渴，熱咳，痰熱驚狂，噎膈，便秘」（《中藥大辭典》）。

**方四**

【方劑組成】紫河車 1 具（或蛤蚧 1 對），川貝母 100 克。

【製法與用法】將紫河車去掉包膜、瘀血，（或蛤蚧）洗淨焙黃，與川貝母共研為末，每次服 15 克（如是蛤蚧，每次服 10 克），1 日 2 次。

【主治與功效】補肺益腎、潤肺化痰。主治肺腎虧虛之久咳。

【方劑解釋】紫河車：「補氣，養血，益精。治虛損，羸瘦，勞熱骨蒸，咳喘，咯血，盜汗，遺精、陽痿，婦女血氣不足及不孕或乳少」；川貝母：「潤肺化痰……肺腎陰虛而乾咳無痰，音啞喉燥，久不癒者」；蛤蚧：「補肺益腎，定喘助陽，本品稟屬純陰，其性主守，能溫

一、內科

腎陽，益精血，補肺氣，寧喘咳，為肺腎雙補之要藥。用於勞嗽，肺腎虧虛，腎不納氣而致虛勞喘咳，肢面浮腫者」（《中藥大辭典》）。蛤蚧與川貝治肺腎虧虛喘咳之方，原名為金水大補丹，對肺腎虧虛之久咳有奇效。

## 方　五

【方劑組成】麻黃（去節）6 克，杏仁（去皮尖）9 克，甘草（炙）6 克，石膏 15 克。

【製法與用法】取上藥加適量水煎煮兩次，第一次沸後微火再煎 20 分鐘，第二次微火再煎 15 分鐘，去上沫，合併兩次煎液約 600 ml，分 2 次服用。

【主治與功效】辛涼宣肺，清泄肺熱，止咳平喘。適用於症見發熱，咳嗽氣喘，甚則鼻翼煽動，口渴，有汗或無汗，脈浮滑而數者。

【方劑解釋】本方為清熱平喘之名方。由麻黃湯去桂枝加石膏而成。麻黃：「宣肺平喘」；石膏：「清泄肺熱」；杏仁：「潤肺平喘」（《中藥學》）。甘草調和諸藥。4 藥配合，能辛涼宣肺，清泄肺熱，止咳平喘」。

## 方　六

【方劑組成】茯苓、茯神、白芥、白朮、白芍、赤芍各 12 克、胡椒 20 粒（碾末）、神沙 6 克（碾末）、豬肺 1 個、火酒 250 ml、豬心 1 個。

【製法與用法】將火酒灌入豬肺管孔內，用線紮緊。豬心破開，將神沙、胡椒二味入豬心內。再與其他諸味藥一起放入適量水中共煮。沸後，以微火煨至心、肺爛熟。分 2～3 次空腹頓服。

【主治與功效】止咳、袪痰、平喘。尤其對咳嗽痰喘

多年不癒顯效。

【方劑解釋】此方中茯苓、茯神：「利水滲濕，健脾寧心」；白芥：「溫化寒痰、通絡止痛」。白朮：「健脾益氣、燥濕利水」；白芍、赤芍：「散瘀血、清血熱」；（《中藥材手冊》）；神沙：「主含氯化銨，消積軟堅，破淤散結」；胡椒：「溫中、下氣、消痰、解毒」（《中藥大辭典》）。

## 3 支氣管哮喘

**支氣管哮喘**：俗稱「吼病」，中國醫學稱「哮徵」，主要由於中小型支氣管平滑肌痙攣、黏膜充血水腫，管腔內黏稠分泌物增多，使管腔狹窄，空氣進出不暢，而表現為陣發性帶有哮鳴音的呼吸困難。本病好發於冬秋季節，並常反覆發作，不少病人自幼年即得病，延續多年，屢發不癒。目前認為哮喘發作的原因是：

（1）機體對某些動物、塵埃、食物、花草，藥物等過敏而發生。即中國醫學認為平素肺腎、陰盛所致。

（2）大部分病人是由於呼吸系統的感染而誘發哮喘，可因受寒、熱氣候變化，情緒波動而誘發，即中國醫學所指肺有伏痰。

**症狀**：典型的支氣管哮喘，發作前有先兆症狀如打嚏、流涕、咳嗽或胸悶等，如不及時處理，可引起支氣管彌漫性痙攣而出現哮喘。患者被迫採取坐位或呈端坐呼吸，咳嗽多痰或乾咳，嚴重時出現紫紺等，一般可自行或用平喘藥物緩解。

某些患者則在自行緩解數小時後再次發作，乃由於拖

延處理或處理不當，可併發炎症性或非炎症性支氣管炎而使支氣管黏膜持續呈高反應狀態，使緩解延遲，甚至導致哮喘持續狀態。哮喘在緩解期，或非典型的哮喘，可無明顯體徵。在發作時，胸廓飽滿、頸靜脈怒張。吸氣時，呼吸輔肌顯著突出，唇、指（趾）青紫，出汗。聽診呈過度清音，心濁音界縮小，膈移動度受限，哮鳴音有時不用聽診器亦可聞及。

### 方 一

【方劑組成】旋復花5克，款冬花、杏仁各10克，紅糖30克。

【製法與用法】將杏仁去皮、尖，搗爛，與另三味一起放入保溫杯中，沖入沸水，加蓋悶30分鐘，代茶飲用，飲畢可沸水和紅糖如前法再服2～3次，1日1劑。

【主治與功效】疏風散寒，宣通肺氣。適用於風寒咳嗽，症見咳嗽聲重、氣急、咽癢，咳痰稀薄色白等。

【方劑解釋】旋復花：「本品辛開苦降，鹹軟溫通，入肺而消痰除痞，降逆行水、止咳平喘」；款冬花：「本品辛溫而潤，主入肺經，為潤肺下氣、止咳化痰之良藥」；杏仁：「本品主入肺經，味苦而降，且兼疏利開通之性，於降肺氣之中又兼宣肺之功，功能止咳平喘，為治咳喘之要藥」（《中藥學》）。

### 方 二

【方劑組成】野菊花，白茅根、白糖各30克。

【製法與用法】將白茅根製為細末，與野菊花、白糖一同放入茶壺中，沖入沸水，加蓋悶15～20分鐘，代茶飲用，1日數次，1日1劑。

常見病精選驗方解

【主治與功效】疏風清熱，消腫解毒。適用於風熱咳嗽，症見咳嗽頻劇，氣粗，咽痛痰稠等。

【方劑解釋】野菊花：「本品辛散苦降，功能清熱瀉火、解毒利咽、消腫止痛」；白茅根：「本品味甘性寒，能清泄肺胃蘊熱，故可用於肺胃有熱之嘔吐、咳喘之症」（《中藥學》）。

### 方 三

【方劑組成】冬蟲夏草 lO 克、黃芪12 克、大棗 10 枚、豬肺1具。

【製法與用法】取豬肺（新鮮不落水的）與諸藥清水慢火煨爛，飲其湯、食其肺，分早晚 2 次服用。每於哮喘發作先兆時用，連服 3 日。

【主治與功效】補肺益腎、固表定喘。用於哮喘發作初時，或用於預防哮喘發作。

【方劑解釋】方中冬蟲夏草：「補肺益腎、止血化痰」，可治「久咳虛喘、勞嗽咯血」；黃芪：「補氣固表」，治「氣虛乏力」；大棗：「補脾胃，調和諸藥」。

注意：服藥後 7 日內，禁菸、酒和鹹肉等，服藥 3 日後可排出黃紅色或淡紅色便，是藥性排毒作用，不必擔心（《中藥大辭典》）。

### 方 四

【方劑組成】炙麻黃 90 克，桑皮45 克，蘇子 80 克，白果 1200 克，款冬花 90 克，黃芩45 克，甘草 30 克。

【製法與用法】混合軋粉，密封於容器內，服時取用，1 日 2 次，1 次 4.5 克，開水沖泡，溫服。

【主治與功效】清熱燥濕、斂肺定喘。適用於喘咳，

痰多而稀，或痰飲咳喘，

【方劑解釋】方中麻黃：「宣肺、抗組胺」（《中藥方劑研究與應用大全》）；桑皮：「平喘、行水，治肺熱喘咳」；蘇子：「降氣、消痰，治咳逆止氣、痰多喘急」；白果：「斂肺、定喘、治肺虛喘咳」；款冬花：「潤肺下氣、止咳化痰」；黃芩：「清熱燥濕、瀉火解毒」；甘草：「補脾益氣、清熱解毒、祛痰止咳、調和諸藥」（《中藥材手冊》）。

## 4 大葉性肺炎

**大葉性肺炎**：根據其發病原因可以分成很多種，如：吸入性肺炎、病毒性肺炎、支（衣）原體肺炎、鸚鵡熱肺炎等。但大部分病人是由肺炎雙球菌引起的急性肺部炎症。少量病人也可由溶血性鏈球菌、金黃色葡萄球菌或病毒所引起。病變常侵犯肺的一葉或一葉的大部分，病變嚴重時可累及2～3個肺葉，一般以右下肺葉最為常見。青壯年患者多見，好發於冬春兩季。

**症狀**：臨床上以高熱、寒戰、咳嗽、胸痛、咯鐵銹色痰及肺實變體徵為主要表現。在中國醫學中屬「濕熱病」或「肺熱喘咳」等範疇。起病多急劇。突發高熱、胸痛、納差、疲乏和煩躁不安。體溫可高達40～41℃，呼吸急促達40～60次／分，呼氣呻吟，鼻扇，面色潮紅或紫紺，呼吸時胸痛。最初數日多咳嗽不重，無痰，後可有痰呈鐵銹色。

### 方 一

【方劑組成】魚腥草30克，桔梗15克，生石膏60

常見病精選驗方解

克。

【製法與用法】取生石膏加適量水先煎 10 分鐘，再入其他諸味藥共煎，第一次沸後微火再煎 20 分鐘，第二次微火再煎 15 分鐘，去上沫，合併 2 次煎液約 600 ml，1 日內分 2 次服用。

【主治與功效】清熱宣肺，化痰降逆。適用於痰熱上壅，肺尖宣降之肺炎，症見高熱不退，咳嗽氣粗，痰鳴氣喘，口渴尿少，煩躁不安。

【方劑解釋】魚腥草：「本品寒能泄降，辛以散結，以清肺見長，故有清熱解毒，清癰排膿之效，用於痰熱壅肺，發為肺癰，咳吐膿血」；桔梗：「本品辛宣苦泄，功善開宣肺氣，祛痰寬胸，且性平不燥。故咳嗽痰多，無論外感內傷、屬寒屬熱皆可應用」；生石膏：「本品具有清泄肺經氣分邪熱的作用。用於邪熱鬱肺，氣急喘促，咳嗽痰稠，發熱口渴等症」（《中藥學》）。

## 方 二

【方劑組成】大青葉 30 克、蒲公英 30 克、銀花 12 克、連翹 10l 克、生米仁 12 克、光杏仁 9 克、桃仁 9 克、鮮蘆根 30 克。

【製法與用法】取上述諸味藥共煎，第一次沸後微火再煎 20 分鐘，第二次微火再煎 15 分鐘，去上沫，合併兩次煎液約 600 ml，1 日內分 2 次服用。

【主治與功效】清熱解毒、清肺祛痰。適用於病毒性肺炎，對持續高熱不退伴有肺炎症狀，且用抗生素效果不佳的病毒性肺炎有效。

【方劑解釋】大青葉、蒲公英、銀花、連翹：清

熱、解毒、涼血；杏仁止咳定喘，桃仁解血鬱，米仁、蘆根清肺、健脾、袪痰（《中藥大辭典》）。如果頭痛骨楚：加羌活9克；痰粘痰黃：加乾竹茹9克；乾咳氣喘：加桑白皮12克、炙枇杷葉12克（包煎）。

方三

【方劑組成】生地15克、玄參15克、黃連3克、銀花15克、連翹10克、丹皮10克、水牛角60克（先煎）。

【製法與用法】取水牛角加適量水先煎20分鐘，再入其他諸味藥共煎，第一次沸後微火再煎20分鐘，第二次微火再煎15分鐘，合併兩次煎液約600 ml，1日內分2次服用。

【主治與功效】清熱瀉火、涼血解毒。適用於中毒性肺炎，症見高熱不退，咳嗽氣喘，痰黃色綠，鼻翼煽動，面青，神志時清時昧，汗出淋漓，四肢厥冷，溲赤，便秘，舌紅，苔厚膩。

【方劑解釋】生地、玄參、丹皮：清熱、滋陰、涼血散瘀；銀花，連翹、黃連：清熱瀉火、涼血解毒；水牛角代犀角，涼血解毒，清熱止痙（《中藥大辭典》）。如果有抽搐症狀：加僵蠶12克、鉤藤15克（後入）；煩躁較甚：加紫雪丹1克（吞服），每日1～2次；神志不清：加安宮牛黃丸1粒（化服），每日1～2次。

方四

【方劑組成】四季青、大青葉各30克，金銀花、連翹各15克，野蕎麥根30克，荊芥、防風、桔梗、杏仁各9克。

【製法與用法】取適量水入諸味藥共煎，第一次沸後微火再煎 20 分鐘，第二次微火再煎 15 分鐘，合併兩次煎液約 1000 ml，1 日內分 4 次服用。

【主治與功效】疏風解表、清熱解毒、宣肺止咳。適用於風邪外束、熱毒內盛型肺炎。

【方劑解釋】方中防風、荊芥：解表發汗；四季青、大青葉、連翹、銀花、野蕎麥根清肺中之熱毒；桔梗、杏仁宣肺止咳（《中藥大辭典》）。本方採用了少飲多次頓服給藥法，具有劑量勻、吸收快、奏效速的優點。

## 5　肺膿瘍

**肺膿瘍**：是由多種病原菌所引起的肺組織化膿性病變。早期為化膿性肺炎，繼而形成膿腫。本病起病急驟，以高熱、咳嗽和咳吐大量膿臭痰或膿血為主要症狀。

現代醫學認為本病的病因與細菌原蟲或免疫機能降低等因素有關。中國醫學則認為本病多由外感風熱，或瘡瘍熱毒客予營血，內傳肺臟，熱壅血瘀，鬱結而成。本病屬「肺癰」範疇。

**症狀**：以咳嗽、胸痛、發熱和吐痰腥臭，甚則咳吐膿血為主症。本病主要是風熱病毒，壅滯於肺，熱壅血瘀，蘊毒化膿而成癰。多與現代醫學肺組織化膿症相類似。本病依據病機先後演變過程分為初期、成癰期、潰膿期、恢復期四個階段。

初期為風熱襲表，內壅於肺，見惡寒發熱，咳嗽痰少而黏，胸痛等；成癰期為熱毒壅肺，熱壅血瘀，以壯熱汗出、寒戰、痰腥臭為特徵；潰膿期為熱毒熾盛，血敗肉

腐，見咳吐膿血，腥臭異常等症；恢復期氣陰兩虛，邪去正虛，症見身熱漸退，咳痰漸少。

其他還有精神萎頓，周身無力，食慾減退。有時痰中帶血或中等量咯血。約 1 週左右，膿腫自行破潰。痰量驟增，往往每日可咳出 300〜500 毫升的膿性臭痰。此外，有一小部分病人還可出現胸膜炎，支氣管不同程度的擴張，膿氣胸或腦膿腫。體溫可高達 39℃〜40℃，常伴有出汗、畏寒、胸痛、氣急。

## 方 一

【方劑組成】薏苡仁 30 克，金銀花 30 克，魚腥草 30 克，百合 30 克，甘草 6 克。

【製法與用法】取適量水入諸味藥共煎，第一次沸後微火再煎 20 分鐘，第二次微火再煎 15 分鐘，合併兩次煎液約 600 ml，1 日內分 2 次服用。

【主治與功效】清熱解毒、消癰排膿。治急性肺膿腫，適用於熱毒壅肺，熱壅血瘀，有壯熱汗出、寒戰、痰腥臭等症狀。

【方劑解釋】薏苡仁：「健脾滲濕，除痹止瀉，清熱排膿……主肺痿肺氣，吐膿血，咳嗽涕唾上氣」；金銀花、魚腥草：「清熱解毒、消癰散結」；百合：「味甘寒，歸肺經，具有清肺潤燥止咳作用，故可用於痰熱壅肺，熱灼津傷，肺失宣肅，咳嗽氣喘等症」；甘草：「本品甘潤平和，歸肺經，補益肺氣，潤肺止咳，無論外感內傷，寒熱虛實，新病久咳均可應用」（《中藥學》）。

如有發熱、畏寒表證者：加荊芥 10 克、牛蒡子 10 克；熱毒熾盛：體溫高達 39℃以上者加生石膏（先煎）30

克、黃芩 15 克、梔子 10 克；胸肋疼痛者：加乳香 10 克、沒藥 10 克、合歡皮 15 克；咯血、痰中帶血者：加三七粉（沖服）3 克、白芨 10 克、血餘炭 10 克、藕節炭 10 克；氣虛多汗者：加黃芪30 克、麻黃根 20 克，黨參 15 克。

## 方 二

【方劑組成】魚腥草 50 克、蒲公英 100 克、敗醬草 100 克。

【製法與用法】加適量水入諸味藥共煎，第一次沸後微火再煎 20 分鐘，第二次微火再煎 15 分鐘，合併兩次煎液煎成濃汁，1 日內分早晚 2 次服用。

【主治與功效】清熱解毒，消癰排膿。治惡寒發熱，咳嗽痰少，適用於肺癰初起，成癰期。

【方劑解釋】魚腥草：「本品寒能泄降，辛以散結，主入肺經，以清肺見長，故有清熱解毒，消癰排膿之效，為治肺癰之要藥」；蒲公英：「本品苦以泄降，甘以解毒，寒能清熱兼散滯氣，為清熱解毒，消癰散結之佳品，主治內外熱毒瘡癰諸症」；敗醬草：「本品辛散苦泄，既可解毒排膿，又可活血消癰。有清熱解毒，消癰排膿，祛瘀止痛功效」（《中藥學》）。

## 方 三

【方劑組成】蜂房 1 個，貝母 30 克，蜂蜜適量。

【製法與用法】在蜂房口內灌上蜂蜜，再入砂鍋內，將蜂房和蜜炒黃色，和貝母共研細末，每服 15 克，1 日服 3 次。

【主治與功效】清熱散結、攻毒消癰。適用於肺癰初起，成癰期。

【方劑解釋】蜂房：「攻毒消腫，本品味甘氣緩，性平有毒，走表達裏，外拔內攻，能去內邪，拔瘡毒，攻堅積，消壅滯」；貝母「清熱散結……肺癰、肺痿；熱毒灼肺而致咳嗽胸痛，吐腥臭膿痰，或痰濁涎沫者，用以清熱解毒，潤肺祛痰」（《中藥大辭典》）。

### 方 四

【方劑組成】白茅根 25 克、蒲公英 25 克、金銀花 25 克、薏米 50 克。

【製法與用法】加適量水入諸味藥共煎，第一次沸後微火再煎 20 分鐘，第二次微火再煎 15 分鐘，合併兩次煎液煎成濃汁，1 日內分早晚 2 次服用。

【主治與功效】清熱解毒、散癰通絡。主治肺癰潰膿期，咳吐膿血。

【方劑解釋】白茅根：「涼血止血……陰虛癆咳所致痰中帶血者，用之清金涼血，潤燥止咳」；蒲公英：「清熱解毒，本品苦甘性寒，為治乳癰要藥，能解火鬱，化熱毒，泄濕熱，散氣滯，通絡道」；薏米：主肺痿肺癰，吐膿血，咳嗽涕唾上氣」（《中藥大辭典》）。

金銀花：「本品甘寒，清熱解毒、散癰消腫之力頗強，長於清氣分熱邪，透營達氣，解火毒，消癰腫，為瘡瘍要藥」（《中藥學》）。

### 6　支氣管擴張

支氣管擴張：為咳嗽與多痰，多見於清晨起床後或變換體位時，痰量或多或少，含稠厚膿液，臭味不大。不規則的發熱並非少見。病程日久者可見程度不同的咯血、貧

常見病精選驗方解

血和營養不良。患者易患上、下呼吸道感染，往往復發肺炎，甚至併發肺膿腫。本病多屬中醫「痰嗽」，「喘症」、「吐血」等範疇。

症狀：①典型症狀：長期反覆咳嗽、咯痰、咯血，痰液靜置後分三層：上層為泡沫、中層為漿液、下層為膿塊。②實驗室檢查：胸部X光攝片見肺紋理增多，紊亂或見環狀、條狀透明陰影；支氣管造影：擴大的支氣管呈囊狀、梭狀或柱狀擴張。

## 方 一

【方劑組成】丹參12克，生米仁12克，甜杏仁10克，炙款冬9克，野百合12克，白芨片6克，柿霜6克。

【製法與用法】取諸味藥加適量水共煎，第一次沸後微火再煎20分鐘，第二次微火再煎15分鐘，合併兩次煎液煎成濃汁，1日內分早晚2次服用。

【主治與功效】清熱化痰，潤肺寧絡。治支氣管擴張。

【方劑解釋】此方用丹參：「活血、涼血、祛瘀」；百合、炙款冬、杏仁：「潤肺化痰」；白芨片：「寧絡止血」；生米仁：「清肺健脾」；柿霜：「潤燥寧嗽」（《中藥大辭典》）。

如果痰多：加天竺黃9克；合併感染：加魚腥草30克；痰咯不爽：加冬瓜子12克；咳嗽較頻：加炙枇杷葉12克（包煎）；津少舌燥：加北沙參12克、麥冬9克。咯血量多：加生側柏葉15克、花蕊石12克。

## 方 二

【方劑組成】生地25克，功勞葉25克，仙鶴草25克，百部草25克，白芨15克，百合50克，天冬25克，

沙參 25 克，花蕊石 20 克，淡秋石 10 克，三七粉 7.5 克。

【製法與用法】取諸味藥物（除三七粉外）加適量水共煎，第一次沸後微火再煎 20 分鐘，第二次微火再煎 15 分鐘，合併兩次煎液，1 日內分 3 次服用。同時將方中三七粉分成 3 份，每次就藥汁沖服 1 份。

【主治與功效】養陰清肺、收斂止血。適用於支氣管擴張伴咯血症。

【方劑解釋】方中百合、生地、天冬：「養陰清肺」；淡秋石：「潤肺」；花蕊石、白芨：「收斂止血」；仙鶴草、功勞葉：「消炎、止血、寧絡」（《中藥大辭典》）。諸藥合力，共收捷效。

## 方 三

【方劑組成】黃精 30 克，枸杞子 30 克，冰糖 50 克。

【製法與用法】將黃精用清水泡發，再與枸杞子、冰糖一同放入罐內，文火煎煮 1 小時，吃黃精、枸杞子喝湯，1 日 2 次。

【主治與功效】補脾潤肺，止咳化痰。用於支氣管擴張。

【方劑解釋】此為民間一驗方，使用方便。黃精：「本品味甘平，既補肺陰、潤肺燥，又滋腎陰，益腎氣」；枸杞子：「本品甘平，兼入肺經，可補可潤」；有「滋補肝腎，益精養血，潤肺止咳」之效（《中藥學》）。

## 7 胸膜炎

胸膜炎：一般起病急劇，但亦可緩發。初起胸液不多，故胸痛明顯，待胸液增多，壁層與臟層胸膜分開，胸

常見病精選驗方解

痛消失。大量積液時壓迫肺臟可出現氣急。積液越多，發生越快，症狀亦越劇。

胸部X線檢查，少量積液僅見肋膈角變鈍；中量積液見下胸部由腋部向內、向下呈弧形濃密陰影，膈肌陰影被遮掩；大量積液患側呈均勻濃密陰影，氣管和心影推向對側。胸液若局限於某一部位，可形成包裹性、葉間或肺底積液。胸腔穿刺抽液檢查可確診。

**症狀：**胸膜炎一般分為乾性胸膜炎、滲出性胸膜炎、化膿性胸膜炎。

乾性胸膜炎：胸部刺、咳嗽，深呼吸時加劇，患側胸廓呼吸運動減弱，聽診可聞及胸膜摩擦音；

滲出性胸膜炎：急劇起病，有毒性症狀和中、高度發熱，持續數日至數週，時有畏寒及出汗、虛弱、全身不適。初起胸痛明顯，以後胸痛消失，出現氣急、胸悶、反射性咳嗽。

化膿性胸膜炎：畏寒，寒戰，高熱，熱型呈弛張型，大量出汗，甚至出現虛脫現象。劇烈胸痛、胸悶、氣促、咳嗽。

### 方 一

【方劑組成】魚腥草30克，山海螺30克，桑葉9克，瓜蔞皮12克，製半夏9克，黃連3克，廣鬱金10克。

【製法與用法】取諸味藥加適量水共煎，第一次沸後微火再煎20分鐘，第二次微火再煎15分鐘，合併兩次煎液煎成濃汁，1日內分早晚2次服用。

【主治與功效】疏散風熱，清熱解毒、清肺化痰，寬

胸散結。適用於乾性胸膜炎治療。

【方劑解釋】魚腥草、山海螺、桑葉：「疏散風熱，潤肺祛痰，清熱解毒」；黃連：「瀉火」；瓜蔞皮、製半夏、廣鬱金：「清肺化痰，行氣解鬱，寬胸散結」（《中藥材手冊》）。基本方用魚腥草、山海螺、桑葉疏散風熱，潤肺祛痰，清熱解毒；黃連瀉火；瓜蔞皮、製半夏、廣鬱金清肺化痰，行氣解鬱，寬胸散結。

本病多由風熱傷肺，痰火鬱結，氣機阻滯而致。治宜清肺化痰，理氣開鬱。清熱解毒藥，如野蕎麥根、律草、白毛夏枯草；清熱化痰藥：如天竺黃、竹茹、川貝；行氣解鬱藥如青皮、陳皮、枳殼，薤白等均可選用。如果發熱：加柴胡 9 克；痰咯不爽：加冬瓜子 12 克。咽燥津少加北沙參 12 克、麥冬 10 克。

## 方 二

【方劑組成】大青葉 30 克，茯苓 12 克，葶藶子 12 克，白芥子 9 克、枳實 9 克，桑白皮 12 克，青皮 9 克，陳皮 9 克。

【製法與用法】取諸味藥加適量水共煎，第一次沸後微火再煎 20 分鐘，第二次微火再煎 15 分鐘，合併兩次煎液煎成濃汁，1 日內分早晚 2 次服用。

【主治與功效】清熱解毒、化痰散積、行水消脹。適用於滲出性胸膜炎。

【方劑解釋】大青葉：「清熱解毒」；茯苓、甘草：「利水滲陋」；桑白皮、葶藶子、白芥子：「瀉肺、祛痰平喘、行水消脹」；枳實：「瀉痰除痞，以助水氣下降之力」；青皮，陳皮：「疏肝理氣，化痰散積」（《中藥材

42

常見病精選驗方解

手冊》）。本病多由飲停胸脇，肺氣受阻而致。治宜理氣逐飲。化痰逐水藥：如萊菔子、商陸、黑醜、自醜；理氣消痞藥：如枳殼、製香附、鬱金、木香等均可選用。

## 方三

【方劑組成】蒲公英 30 克，紫花地丁 30 克，桔梗 9 克，敗醬草 30 克，生米仁 12 克，冬瓜子 12 克，甘草 3 克。

【製法與用法】取諸味藥加適量水共煎，第一次沸後微火再煎 20 分鐘，第二次微火再煎 15 分鐘，合併兩次煎液煎成濃汁，1 日內分早晚 2 次服用。

【主治與功效】清熱解毒、清肺化痰、活血祛瘀，消腫排膿。適用於化膿性胸膜炎。

【方劑解釋】蒲公英、紫花地丁：「清熱解毒」；敗醬草、桔梗、生米仁、冬瓜子：「清肺化痰，活血祛瘀，消腫排膿」；甘草：「瀉火解毒、調和諸藥」（《中藥材手冊》）。本病多由熱伏胸肺；痰濁阻留，氣滯血瘀，鬱結成膿而致。治宜清熱解毒，化痰排膿。如果發熱，加柴胡 9 克；咳嗽：加光杏仁 9 克；胸痛：加瓜蔞 12 克；心悸：加茯苓 12 克。清熱解毒藥如銀花、連翹、黃連、魚腥草，清肺化痰藥如川貝、竹茹、葶藶子，消腫排膿藥如乳香、沒藥、豬牙皂、桃仁等均可選用。

## 8  肺結核

**肺結核**：中醫稱之為「肺癆」，是由結核桿菌引起的一種慢性傳染病。按免疫狀態和機體的反應性，可分為原發性、血源性和繼發性三種。開放性肺結核病人的排菌是

結核傳播的主要來源。主要為空氣傳播。生活貧困、居住擁擠、營養不良等是結核病高發的原因。

**症狀：**如長期低熱、全身不適、乏力、盜汗、食慾下降、面頰潮紅、咳嗽、咯血等。粟粒性肺結核和乾酪性肺炎往往伴高熱，有的可伴關節痛，女性可有月經失調。早期乾咳，空洞形成合併感染時痰呈黏液膿性或膿性咯血，胸痛，嚴重者有呼吸困難。

## 方 一

【方劑組成】紫河車（胎盤）1 個，地骨皮 300 克。

【製法與用法】將新鮮胎盤去淤血，洗淨，去膜，焙黃，同地骨皮（烘乾）共研成粉末，1 日服 3 次，1 次 20 克。

【主治與功效】補氣養血、退熱療蒸。治肺結核虛象較重者，多用於肺結核之非活動期。

【方劑解釋】紫河車：「本品稟受人之精血，甘溫平補，善能補益肝腎，養益精血，為大補元氣，滋陰補腎之要藥」；地骨皮：「本品甘寒清潤，善清泄肺熱，除肺中伏火，則清肅之令自行，用於肺火鬱結，氣逆不降，咳嗽氣喘，皮膚蒸熱等症」。（《中藥學》）。

## 方 二

【方劑組成】白芨 400 克，百合 100 克，狗肺 1 個。

【製法與用法】取新鮮狗肺洗淨，焙黃，于白芨、百合共研成末，1 次服 10 克，1 日 2 次。

【主治與功效】收斂止血、斂肺補虛。適用於肺結核咳血。

【方劑解釋】白芨：「斂氣，滲痰，止血，消癰之藥

也。此藥質極黏膩，性極收澀，味苦氣寒，善入肺經。凡肺葉破損，因熱壅血淤而成疾者，以此研末日服，能堅斂肺臟，封填破損，癰腫可托，死肌可去，膿血可潔，有托舊生新之妙用也」；百合「本品甘寒，歸肺經，具有清肺潤燥止咳作用，故可用治痰熱壅肺，熱灼津傷，肺失宣肅，咳嗽氣喘之症」（《中藥學》）。

### 方 三

【方劑組成】鱉甲 30 克，黃芪 30 克，知母 20 克，白芨 15 克。

【製法與用法】取諸味藥加適量水共煎，第一次沸後微火再煎 20 分鐘，第二次微火再煎 15 分鐘，合併兩次煎液約 500 ml，1 日內分早晚 2 次服用。

【主治與功效】滋陰退熱、化痰止咳。適用於肺結核咳血。

【方劑解釋】鱉甲：「滋陰退熱……陰虛勞熱；陰精虧損而致骨蒸勞熱，盜汗者，用此滋陰退熱」；黃芪：「本品甘溫，味輕氣浮，能益脾補肺，振奮元陽，健中州，升清陽，補肺氣，行血脈，布精微，養臟腑，統血液，為補氣升陽之良品」；知母：「清熱瀉火，……若陰虛肺燥或肺癆咳嗽，痰少不利者，用此清金潤燥，化痰止咳」；白芨：「收斂止血……肺癆乾咳或陰虛內熱所致咯血者，用此清熱退血，斂肺補虛」（《中藥大辭典》）。

### 方 四

【方劑組成】女貞子 20 克，青蒿 10 克，夏枯草 10 克，地骨皮 15 克。

【製法與用法】取諸味藥加適量水共煎，第一次沸後

微火再煎 20 分鐘，第二次微火再煎 15 分鐘，合併兩次煎液約 500 ml。1 日內分早晚 2 次服用。

【主治與功效】滋陰補血、清熱除蒸。適用於多用於肺結核陰虛盜汗較甚者。

【方劑解釋】女貞子：「氣味俱陰，是入腎除熱補精之要品，腎得補，則五臟自安」；青蒿：「清熱，解暑，除蒸。治溫病，暑熱，骨蒸勞熱」；夏枯草「滋陰補血，養血明目」（《中藥大辭典》）；地骨皮：「本品甘寒清潤，善清泄肺熱，除肺中伏火，則清肅之令自行，用於肺火鬱結，氣逆不降，咳嗽氣喘，皮膚蒸熱等症」（《中藥學》）。

### 方 五

【方劑組成】南沙參 15 克，百部 12 克，大小薊各 15 克。

【製法與用法】取諸味藥加適量水共煎，第一次沸後微火再煎 20 分鐘，第二次微火再煎 15 分鐘，合併兩次煎液約 400 ml，1 日內分早晚 2 次服用。

【主治與功效】養陰潤肺，涼血止咳。適用於肺陰虧損型結核，症見乾咳少痰，聲音發嘶，痰唾黏白，咳血時作，痰中帶血，或有潮熱，手足心熱，口乾咽燥。

【方劑解釋】南沙參：「本品味甘微寒，為清熱養陰生津之佳品。入肺經，能清肺熱，養肺陰」；百部：「本品甘潤苦降，微溫不燥，入肺經而潤肺降氣止咳潤肺止咳……且能開泄降氣，凡嗽無不宜之，而尤為久嗽虛嗽必需良藥」；大小薊：「涼血止血，解毒消癰」（《中藥學》）。

## 9 胃　痛

**胃痛：**胃痛俗稱「心口痛」有稱「胃脘痛」，以胃脘部經常發生疼痛為主症。多見於現代醫學之急慢性胃炎，胃、十二指腸潰瘍病，胃癌，胃神經官能症等。發病是由病邪犯胃，肝氣鬱結，脾胃虛寒，加之受涼、飲食過度、精神緊張等原因所致。治療之時，除具體止痛之外，還需找出致痛之因，一併治之，亦即「治病必求其本」之意。

**症狀：**臨床分型有寒邪犯胃型，以胃脘暴痛，畏寒喜暖為特徵，治療當以散寒止痛為主；飲食停滯型，以胃脘脹滿，噯腐吞酸為主症，治以消食導滯；肝氣犯胃則胃痛連脇，治以疏肝理氣；肝胃鬱熱見胃脘灼痛，煩躁易怒，以泄熱和胃為主；陰虛胃痛見胃痛隱隱，口燥咽乾，治以養陰益胃；瘀血停滯則痛有定處而拒按，呈刺痛，治以活血化瘀，理氣止痛；脾胃虛寒見胃痛隱隱，泛吐清水，喜暖喜按，以溫中健脾治之。

**方　一**

【方劑組成】小茴香 50 克，白酒 500 克。

【製法與用法】將小茴香搗碎，用紗布包裹，放入白酒中，加蓋浸泡，一週後白酒呈淡綠色，每日 2～3 次，每次服 30～60 ml。

【主治與功效】溫中和胃。適用於寒邪犯胃引起的胃痛。

【方劑解釋】小茴香：「本品能溫中散寒止痛，並善理脾胃之氣而開胃、止嘔。治胃寒氣滯的脘腹脹痛」（《中藥學》）；白酒：「通血脈，禦寒氣，行藥勢，治風寒痺痛，

筋脈攣急，胸痹，心腹冷痛」（《中藥大辭典》）。

方　二

【方劑組成】香附 200 克，乾薑 100 克，陳醋 50 克，白酒 50 克。

【製法與用法】將香附分作 2 份，一份醋拌，一份酒拌，曬乾，合良薑共研為末，1 日 3 次，1 次 10 克。

【主治與功效】理氣解鬱、散寒止痛。適用於肝氣犯胃引起的胃痛，痛連胸脅。

【方劑解釋】香附：「本品味辛能行而長於止痛，除善疏肝解鬱外，還能入脾經，而有寬中、消食下氣、消飲食積聚等作用，可上行胸隔，下走肝腎，散氣解鬱」；乾薑：「本品辛熱燥烈，主入脾胃而長於溫中散寒、健運脾陽，為溫暖中焦之主藥。治脾胃虛寒，脘腹冷痛……。」（《中藥學》）。

方　三

【方劑組成】延胡索適量。

【製法與用法】取延胡索焙乾，研成細末，1 日 2 次，1 次服 15 克（可用溫開水和黃酒送服）。

【主治與功效】行氣止痛。適用於緩解各種胃痛。

【方劑解釋】延胡索：「本品辛散溫通，能活血行氣，為止痛之佳品」；善治「氣滯血淤，諸種痛症」（《中藥學》）。如是氣滯胃痛，可配木香、柴胡同用；如是寒凝血滯胃痛，可配高良薑、炮薑同用。

方　四

【方劑組成】桃仁 25 克，五靈脂 25 克，玄胡 20 克，醋適量。

【製法與用法】桃仁、五靈脂微炒，加玄胡共研細末，醋和做成大小適宜的藥丸，一日 2 次，1 次服 15 克。

【主治與功效】活血化瘀，行氣止痛。適用於瘀血停滯型胃痛。

【方劑解釋】桃仁：「破血祛瘀……善入血分，能散瘀血，攻蓄血，活死血，……為血結血閉之要藥；五靈脂：「活血止痛，本品氣味俱厚，專入血分，能利血脈，消瘀血，散惡血，止疼痛。用於胃脘痛、寒凝血瘀所致胃脘疼痛，痛有定處，遇寒則甚，得溫則緩者，用之活血止痛」；玄胡：「活血化瘀，行氣止痛」（《中藥大辭典》）。

### 方 五

【方劑組成】胡椒 7 粒，生薑 10 克，黃酒適量。

【製法與用法】取二藥一起共搗爛，加黃酒，胃痛時一次服用。

【主治與功效】散寒止痛，溫胃止嘔。去胃口虛冷，宿食不消，適用於寒邪犯胃引起的胃痛。

【方劑解釋】胡椒：「本品味辛性熱，能溫中散寒止痛，常用治胃寒脘腹冷痛、嘔吐」；生薑：「本品辛竄，走而不守，溫中焦，理胃氣，善治各種原因腹痛嘔噁」（《中藥學》）

### 方 六

【方劑組成】丁香 10 克，肉桂 20 克。

【製法與用法】取 2 味共研細末，混勻，裝瓶備用。每次於飯前服 3～5 克，用溫開水送服，日服 1～2 次。

【主治與功效】溫暖脾腎，散寒止痛。適用於胃寒疼痛。

【方劑解釋】丁香：「本品辛溫芳香，暖脾胃而行氣滯，尤善降逆，故有溫中散寒、降逆止嘔之功，為治胃寒嘔逆之要藥」；肉桂：「本品甘熱助陽以補虛，辛熱散寒以止痛，善去痼冷沉寒。治寒邪內侵或脾胃虛寒的脘腹冷痛」（《中藥學》）。

## 10　胃　炎

**胃炎**：是指由各種原因引起的胃黏膜的炎症，分急性和慢性兩類。病變可為彌漫性，也可為局限性，可分為淺表性胃炎、萎縮性胃炎、糜爛性胃炎、肥厚性胃炎和混合型胃炎等。隨著胃鏡檢查的廣泛開展，胃炎的診斷水準不斷提高。胃鏡檢查不僅可直接窺視胃黏膜的變化，而且可在直視下鉗取黏膜活組織和（或）刷取細胞進行組織病理學、細胞學和細菌學檢查，並利用胃鏡隨訪觀察其演變過程。因此，胃鏡檢查對胃炎的診斷及鑒別診斷具有決定性意義。胃液分析、血清、胃泌素濃度測定、壁細胞抗體和（或）內因數抗體的檢測，對瞭解胃的生理狀況、胃炎的病因分類、發病機理等均有更多的幫助。

幽門螺桿菌的發現和深入研究，揭開了慢性胃炎病因、發病機理及治療研究的新篇章。中醫辨證診斷常把胃炎分為氣滯型、陰虛型和脾虛型。

**症狀**：臨床表現為腹痛，主要在右上腹，劍下及臍周亦可見。腹痛大多為陣發性隱痛或鈍痛，時間不規則，約有三分之一病兒腹痛出現於飯後。如果是急性糜爛性胃炎（又稱出血糜爛性胃炎、出血性胃炎），起病較急，在原發病的病程中突發上消化道出血，表現為嘔血及黑糞，單

獨黑糞者少見。

出血常為間歇性，大量出血可引起暈厥或休克，伴貧血。出血中上腹隱痛不適或有觸痛。急性單純性胃炎主要表現為上腹飽脹、隱痛、食慾減退、暖氣、噁心、嘔吐，嚴重者嘔吐物略帶血性。由沙門菌或金葡菌及其毒素致病者，常於進食物數小時或 24 小時內發病，多伴有腹瀉、發熱，嚴重者有脫水、酸中毒或休克等。實驗室檢查周圍血白細胞數增加，中性白細胞增多。

## 方 一

【方劑組成】蘇梗 9 克，藿香梗 9 克，製半夏 9 克，陳皮 9 克，厚朴 6 克，炒竹茹 6 克，黃芩 9 克，生薑 4.5 克。

【製法與用法】取諸味藥加適量水共煎，第一次沸後微火再煎 20 分鐘，第二次微火再煎 15 分鐘，合併兩次煎液約 500 ml，1 日內分早晚 2 次服用。

【主治與功效】散寒化濕、和中降逆、清熱和胃。適用於急性單純性糜爛性胃炎。

【方劑解釋】蘇梗、藿香梗、生薑：「散寒化濕，行氣寬中」；製半夏、陳皮、厚朴：理氣健脾，和中降逆，佐以竹茹、黃芩：「清熱和胃」（《中藥大辭典》）。

如果發熱：加葛根 6 克。濕盛：加蒼朮 9 克。腹瀉：加煨葛根 6 克，或灶心土 30 克（煎湯代水，再煎餘藥）。食慾減退：加焦山楂 9 克、焦神曲 9 克。嘔吐不止：加玉樞丹 1.5 克，吞服。腹痛明顯：加木香 9 克；內熱熾盛：加炒黃連 3 克。

## 方 二

【方劑組成】紅藤 18 克，敗醬草 15 克，大薊 15 克，白芍 12 克，炒黃連 3 克，白芨片 l0 克，甘草 3 克。

【製法與用法】取諸味藥加適量水共煎，第一次沸後微火再煎 20 分鐘，第二次微火再煎 15 分鐘，合併兩次煎液約 500 ml，1 日內分早晚 2 次服用。

【主治與功效】清熱解毒、活血行瘀、消腫生肌。適用於適用於急性出血性糜爛性胃炎。

【方劑解釋】紅藤、敗醬草、大薊：「清熱解毒，涼血止血，活血行瘀」；白芨：「收斂止血，消腫生肌」；黃連：「清胃火，解熱毒」；白芍、甘草：「柔肝滋陰，緩急定痛」（《中藥大辭典》）。

如果吐血多：加參三七粉 3 克（分 2 次與藥汁一起吞服）；或用雲南白藥 1 瓶（分 3 次與藥汁一起吞服）；有黑便：加地榆炭 12 克，或灶心土 30 克（煎湯代水，再煎餘藥）。必要時，也可用雲南白藥（服法同上）；胃痛明顯：加製乳香 4.5 克、沒藥 4.5 克；軟弱頭昏：加黨參 12 克、炒白朮 l0 克。

本病嚴重時可發生休克、虛脫或胃穿孔，須及時結合現代醫學療法搶救，不可延誤病情。

## 方 三

【方劑組成】北沙參、淮山藥各 30 克。

【製法與用法】取諸味藥加適量水共煎，第一次沸後微火再煎 20 分鐘，第二次微火再煎 15 分鐘，合併兩次煎液約 300 ml，一日內分早晚 2 次服用，1 日 1 劑。

【主治與功效】滋陰益氣，補脾養胃。適用於脾胃氣陰

不足所致的慢性胃炎，症見胃脘隱隱灼痛，煩渴思飲，口乾咽燥，胃中嘈雜灼熱，大便乾結，食少、納呆、乏力等。

【方劑解釋】北沙參：「本品能入胃精，而性微寒，可養胃養陰，生津液，兼能清熱，可用於溫熱病，邪熱傷津或胃陰不足，見口燥咽乾，煩熱口渴等症」；淮山藥：「本品甘平，既補脾氣，又補胃陰，兼能收澀止瀉，無論脾氣虛弱、胃陰不足，均可用之平補氣陰，不熱不燥，補而不膩。治脾虛食少，倦怠乏力等」（《中藥學》）。

## 方 四

【方劑組成】桂枝 6 克，白朮 12 克，茯苓 15 克，炙黃芪12 克，製半夏 9 克，海螵蛸 12 克，陳皮 9 克。

【製法與用法】取諸味藥加適量水共煎，第一次沸後微火再煎 20 分鐘，第二次微火再煎 15 分鐘，合併兩次煎液約 500 ml，1 日內分早晚 2 次服用。

【主治與功效】健脾養胃、和中燥濕、消痞理氣。適用於肥厚性胃炎。

【方劑解釋】桂枝、黃芪、白朮、茯苓：「健脾養胃，通陽化氣，和中燥濕」；製半夏、陳皮：「消痞理氣」；海螵蛸：「收斂制酸」（《中藥大辭典》）。如果胃痛明顯：肉桂末 3 克（與藥汁一起吞服）。食後腹脹：加木香 9 克、砂仁粉 2.1 克（與藥汁一起吞服）；隱痛持久：加煅九香蟲 4.5 克、炒刺蝟皮 9 克；有便血：加地榆炭 12 克、炮薑炭 2.1 克。濕重苔膩：加蒼朮 9 克。

## 11 呃 逆

呃逆：以氣逆上沖，喉間呃呃連聲，聲短而頻，令人

不能自制為主症，嚴重的會影響睡眠或休息。本證古稱「噦」，又稱「咳逆」。常見於現代醫學之胃腸神經官能症及某些縱膈、食道疾病。呃逆之形成，多由飲食不節，情志不和，正氣虧虛，致胃失和降，胃氣上逆而成。

症狀：臨床中分有實證與虛證，實證中有胃中寒冷、胃火上逆、氣逆痰阻三個證型。胃中寒冷以呃聲沉緩，胃脘不舒得熱則減為特徵；胃火上逆以呃聲洪亮，口臭煩渴為特徵；氣逆痰阻以呃逆連聲，胸脇滿悶為特徵。虛證有脾胃陽虛、胃陰不足兩型，脾胃陽虛見呃聲低沉無力，面色蒼白，手足不溫等；胃陰不足見呃聲急促而不連續，口乾舌燥等症。

### 方 一

【方劑組成】雞之細毛 1 根。

【製法與用法】以雞毛探患者鼻內取嚏，呃即止，呃不止者再探之。

【主治與功效】偶然呃逆者，各種證型均可。

【方劑解釋】由噴嚏，神經反射性抑制呃逆。

### 方 二

【方劑組成】丁香 37 粒，白蓮子（去心）27 個，煨薑 1 片，糯米 400 克。

【製法與用法】取丁香、白蓮子加水適量同煎去渣，取其汁加入煨薑、糯米，煮熟食之。

【主治與功效】降逆、止嘔、止呃。治脾胃陽虛呃逆。

【方劑解釋】丁香：「本品辛溫芳香，暖脾胃而行氣滯，尤善降逆，故有溫中散寒，降逆止嘔止呃之功，胃治胃寒嘔逆之要藥」（《中藥學》）；蓮子：「補脾氣，厚

常見病精選驗方解

腸胃，除寒濕，鎮虛逆，進飲食，澀大腸」；薑：「溫胃止嘔」；糯米「暖脾胃，止虛寒泄痢；補中益氣」（《中藥大辭典》）。

### 方三

【方劑組成】雄黃 10 克，白酒 50 克。

【製法與用法】將雄黃研末，倒入鐵鍋之中，再加入酒，置火上煎，沸後令病人嗅其熱氣，即止，不止再嗅。

【主治與功效】熄風止痙。治胃中寒冷呃逆。

【方劑解釋】雄黃：「辛、苦、溫。有毒。歸大腸，肝，胃經。解毒殺蟲，熄風止痙」；白酒：「通血脈，禦寒氣，行藥熱」（《中藥大辭典》）。

## 12 噎膈

噎膈：噎即噎塞，指吞咽之時梗噎不順；膈為格拒，指飲食不下，或食入即吐。噎雖可單獨出現，而又可為隔的前驅，故往往以噎膈並稱。導致本病之因，一者為憂思鬱怒或為酒食所傷；二是由於食道癌、賁門癌及其它如食道憩室、食道炎、賁門痙攣等疾病引起。

症狀：臨床分有痰氣交阻，津虧熱結，瘀血內結，氣虛陽微四個證型。痰氣交阻症見吞咽受阻，胸膈痞滿；津虧熱結以吞咽梗澀而痛，固體食物難入，口乾咽燥為主；瘀血內結以胸隔疼痛，食不得下。下而復吐出，便堅，舌紫脈澀為特徵；氣虛陽微以見長期飲食不下，面色蒼白，形寒氣短為特徵。

### 方一

【方劑組成】韭菜汁、鴨梨汁、生薑汁各 10 克，人乳

20克。

【製法與用法】取上述四味新鮮汁（乳）混合，置於鍋內蒸熟飲食，1日1～2次。

【主治與功效】生津潤燥、溫胃止噎。適用於津虧熱結性噎膈。

【方劑解釋】韭菜：「治胸痹，噎膈，反胃」；生薑：「本品辛竄，走而不守，能溫胃止嘔，健脾開胃」；梨：「生津，潤燥，清熱，化痰。治熱病津傷煩渴，消渴，熱咳，痰熱驚狂，噎膈，便秘」；人乳：「補血，潤燥。治虛勞羸瘦，虛風癱疾，消渴，噎膈，大便燥結，血虛經閉，目赤眼昏」（《中藥大辭典》）。

## 方 二

【方劑組成】小兒胎髮一個。

【製法與用法】取小兒胎髮，清水漂淨，曬乾，用窯瓦（陰陽瓦）將小兒頭髮焙乾，研細末，適量黃酒送下。

【主治與功效】治各種噎膈。

【方劑解釋】此方為民間偏方，有人驗證過，確實有效。小兒胎髮焙乾後即為血餘炭：「味苦性平，入肝、胃經，有收澀止血之功，且能消瘀，利尿」（《中藥學》）。

## 方 三

【方劑組成】廣木香15克，當歸25克，螻蛄3個，雞蛋3個。

【製法與用法】將雞蛋打一孔，每個雞蛋中裝入一隻螻蛄，置火上燒熟，以木香、當歸煎湯送服，1日一次。

【主治與功效】和合五臟、解毒、下哽噎。適用於各種噎膈。

【方劑解釋】木香：「香能通氣，和合五臟，為調諸氣要藥」；當歸：「具補血，活血，調經，止痛，潤腸通便之功。常用於血虛，血瘀諸證」；螻蛄：「主難產，出肉中刺，潰癰腫，下哽噎，解毒，除惡瘡」（《中藥大辭典》）。

## 方 四

【方劑組成】北沙參 12 克，廣鬱香 10 克，砂仁粉 2.1 克（吞），生白芍 10 克，旋復花 9 克（包），代赭石（先煎），甘草 3 克。

【製法與用法】先取代赭石加適量水煎 15 分鐘，再將旋復花包裹和其他諸味藥（除砂仁粉外）一起共煎，第一次沸後微火再煎 20 分鐘，第二次微火再煎 15 分鐘，合併兩次煎液約 500 ml，1 日內分早晚 2 次服用（服用時將砂仁粉分成兩份就藥汁一起吞服）。

【主治與功效】潤燥、降逆、解痙。適用於食道炎、賁門痙攣引起的噎膈。

【方劑解釋】北沙參：「潤燥」；鬱金、砂仁：「行氣開鬱」；旋復花、代赭石：「消痰下氣、平肝降逆」；白芍、甘草：「緩急以解痙」（《中藥材手冊》）。

如果嘔噁多痰：加製半夏 9 克、陳皮 6 克；胸痛明顯：加製香附 12 克、路路通 9 克；大便乾結：加炒枳實 9 克、製大黃 9 克；津少舌紅：加生地 12 克、麥冬 10 克；咯血：加生側柏葉 12 克、生地榆 9 克；呃逆：加刀豆子 12 克、柿蒂 9 克。

## 13　嘔　吐

**嘔吐**：是由於胃失和降，氣逆上行引起的病症。中國醫學把有物有聲謂之嘔，有物無聲謂之吐。無物有聲謂之乾嘔。其實嘔與吐常同時發生，很難截然分開，所以一般並稱為嘔吐。嘔吐與乾嘔二者雖有區別，但在治療方面大致相同，因此合併一起敘述。

**症狀**：嘔吐可分虛實兩類。實者必見邪實之象，外邪犯胃常見突然嘔吐，發熱惡寒；飲食停滯則伴脘腹脹滿，噯腐吞酸；肝氣犯胃，則痛脹連於脅肋；痰飲內阻，則嘔吐清水痰涎。虛證分有脾胃濯虛寒、胃陰不足兩型。

**方　一**

【方劑組成】黨參 15 克、丁香 10 克、藿香 15 克、陳皮 25 克、生薑 3 片。

【製法與用法】取諸味藥加適量水共煎，第一次沸後微火再煎 20 分鐘，第二次微火再煎 15 分鐘，合併兩次煎液約 500 ml，1 日內分早晚 2 次服用。

【主治與功效】補脾養胃，溫中降逆。主治因外感風涼所致寒邪犯胃的嘔吐。

【方劑解釋】黨參：「能補脾養胃、潤肺生津、健運中氣，且健脾運而不燥，滋胃陰而不濕」；丁香：「溫中降逆，嘔逆證：」胃寒嘔吐，呃逆或小兒吐乳，用此降逆止嘔」；藿香：「和中止嘔，本品辛香而不燥烈，走竄而不耗氣，為和中止嘔要藥，無論寒熱虛實皆可用」；陳皮：「行氣健脾，嘔吐，脾胃不和，胃失和降而嘔吐呃逆者」；生薑：「溫胃止嘔，因寒邪犯胃或痰飲蓄胃者，用

常見病精選驗方解

之最宜」（《中藥大辭典》）。

## 方　二

【方劑組成】甘蔗汁 10～30 克。

【製法與用法】取甘蔗榨汁，一次頓服。

【主治與功效】清熱、生津、下氣。治酒後乾嘔。

【方劑解釋】甘蔗：「清熱、生津、下氣、潤燥。治熱病津傷，心煩口渴，反胃嘔吐，肺燥咳嗽，大便燥結，並解酒毒」、「止虛熱煩渴，解酒毒」。（《中藥大辭典》）。

## 方　三

【方劑組成】神曲、山楂、萊菔子各 15 克，薑汁適量。

【製法與用法】取神曲、山楂、萊菔子炒黃研末，加適量新鮮薑汁和成小丸，大小以服用方便為度。1 日 3 次，1 次服 15 克。

【主治與功效】健脾暖胃，化滯調中。治傷食嘔吐和飲食停滯嘔吐。

【方劑解釋】神曲：「味甘氣平，炒黃入藥，善助中焦土臟，健脾暖胃，消食下氣，化滯調中」；山楂：「本品味酸而甘，性微溫，功擅健脾開胃，促進消化，尤為消化油膩肉食積滯之要藥。凡肉食積滯之脘腹脹滿、噯氣吞酸、腹痛便溏者，均可應用」；生薑：「本品辛竄，走而不守，溫中焦，理胃氣，善治各種原因腹痛嘔惡」；萊菔子：「本品味辛行散，消食化積之中，尤善行氣消脹」（《中藥學》）。

### 方 四

【方劑組成】蘆根 20 克，代赭石 50 克，生薑 3 片。

【製法與用法】取諸味藥加適量水共煎，第一次沸後微火再煎 20 分鐘，第二次微火再煎 15 分鐘，合併兩次煎液約 500 ml，1 日內分早晚 2 次服用。

【主治與功效】清胃熱、降逆止嘔。適用於熱邪犯胃嘔吐。

【方劑解釋】蘆根：「本品能清泄胃熱而降逆止嘔，用於胃熱嘔逆，飲食不下……」因此胃熱阻滯中焦，致升降失職，而致嘔或嘔噦者，用此清熱和中，降逆止嘔。代赭石：「本品質重性降，為重鎮降逆要藥。其中尤善降上逆之胃氣而具止嘔、止呃、止噫之效」；生薑「本品辛竄，走而不守，溫中焦，理胃氣，善治各種原因腹痛嘔噁」（《中藥學》）。

### 方 五

【方劑組成】藿香 20 克、茯苓 20 克、砂仁 15 克、半夏 10 克。

【製法與用法】取諸味藥加適量水共煎，第一次沸後微火再煎 20 分鐘，第二次微火再煎 15 分鐘，合併兩次煎液約 500 ml，1 日內分早晚 2 次服用。

【主治與功效】行氣化濕、降逆止嘔。適用於濕邪犯胃嘔吐。

【方劑解釋】藿香：「行氣化濕，和中止嘔，……常用於寒濕困脾，胃失和降之嘔吐症，用此化濕和中，溫胃止嘔」；砂仁：「行氣化濕，溫脾止嘔……中焦虛，升降失職所致嘔吐者，用此溫胃止嘔」；半夏：「燥濕祛痰，

降逆止嘔，本品溫中散寒，燥濕和中，能祛痰除飲，消痞除煩，降濁逆，止嘔吐」；茯苓：「淡能利竅，甘以助陽，除濕之聖藥也。味甘平補陽，益脾逐水，生津導氣」（《中藥大辭典》）。

## 14　胃、十二指腸潰瘍

胃、十二指腸潰瘍：是一種常見病、多發病，多由飲食無節制，吸菸酗酒傷及脾胃，或精神過度緊張肝氣鬱結，橫逆犯胃所致。中醫稱之「胃脘痛」、「心口痛」、「饑疝」、「吐酸」、「嘈雜」、「嘔吐」等症均屬此病範疇。

症狀：腹痛節律性差，多為餐後半小時至1小時開始疼痛，持續1～2小時。進食不能止痛，亦可進食後加重。常伴有反酸、噯氣、上腹部局限性壓痛。

**方　一**

【方劑組成】蘇梗9克，廣鬱金10克，製香附12克，路路通9克，煆瓦楞12克，大白芍12克，佛手片9克。

【製法與用法】取諸味藥加適量水共煎，第一次沸後微火再煎20分鐘，第二次微火煎15分鐘，合併兩次煎液約500 ml，1日內分早晚2次服用。

【主治與功效】疏肝理氣、制酸止痛。適用於胃、十二指腸潰瘍。

【方劑解釋】蘇梗、廣鬱金、製香附、佛手：「疏肝理氣、寬中解鬱」；路路通：「活血通絡」；白芍：「柔肝緩急」；煆瓦楞：「制酸止痛」（《中藥大辭典》）。

如果脇脹：加柴朗 6 克；食滯：加炒穀芽和炒麥芽 10 克；腹脹：加廣木香 9 克；內寒：加高良薑 9 克；內熱：加炒山梔 9 克。

方 二

【方劑組成】丹參 15 克，赤芍 12 克，炒枳殼 9 克，製半夏 9 克，薑竹茹 9 克，陳皮 9 克，砂仁殼 4.5 克（後入）。

【製法與用法】取諸味藥加適量水共煎，第一次沸後微火再煎 20 分鐘，第二次微火煎 15 分鐘（砂仁殼後煎），合併兩次煎液約 500 ml，1 日內分早晚 2 次服用。

【主治與功效】活血祛瘀、醒脾開胃、降逆止嘔，適用於胃、十二指腸潰瘍（以疼痛食入隨吐為主症者）。

【方劑解釋】丹參、赤芍：「活血祛瘀」，枳殼、砂仁：「醒脾開胃、消脹開痞」；半夏、陳皮、竹茹：「降逆止嘔、清熱和脾」（《中藥大辭典》）。

如果津傷：去陳皮，加北沙參 12 克，麥冬 10 克；嘔吐較頻；加旋復花 9 克（包煎）、代赭石 12 克；疼痛較甚：加九香蟲 4.5 克、炒刺蝟皮 9 克，或失笑散 9 克（包煎）；大便秘結：枳殼改用枳實，加製大黃 9 克。

方 三

【方劑組成】炒白朮 12 克，龍骨 12 克，生地榆 12 克，炮薑 3 克，艾葉 4.5 克，白芨片 10 克，炙甘草 3 克。

【製法與用法】取諸味藥加適量水共煎，第一次沸後微火再煎 20 分鐘，第二次微火煎 15 分鐘，合併兩次煎液約 500 ml，1 日內分早晚 2 次服用。

【主治與功效】健脾補氣，溫經收澀，涼血止血。適

用於以大便隱血為主症的消化性潰瘍者。

【方劑解釋】白朮、炙甘草：「健脾、補中益氣」；生地榆、白芨、龍骨與炮薑、艾葉並用，功能溫經收澀、涼血止血（《中藥大辭典》）。

如果隱血量多：加三七粉 3 克（隨藥汁一起吞服）；頭暈汗多：加炙黃芪12 克，當歸 9 克。

## 方 四

【方劑組成】糯米 500 克，大麥 500 克，黑大豆 500 克，炮薑末 50 克，雞內金 60 克，海螵蛸 100 克，雞蛋殼 100 克，炙甘草 50 克，茯苓 100 克。

【製法與用法】取諸味藥炒黃（雞內金另外焙乾），磨粉，裝入密閉容器內。1 日數次取此粉適量充饑，連食 3 月。

【主治與功效】益氣、消食、止酸。適用於胃、十二指腸潰瘍不思飲食、泛酸作嘔者。

【方劑解釋】此方是一民間偏方，配方容易，使用方便。糯米：「益氣、補脾胃」；大麥：「平胃、止渴、消食、療脹」；黑大豆：「除胃中熱痺、消穀、止腹脹」；炮薑末：「止胃寒、泄瀉、吞酸」；雞內金：「消積滯、健脾胃」；海螵蛸、雞蛋殼：「止胃酸」；炙甘草：「和中緩急、治消化性潰瘍」；茯苓：「滲濕利水、益脾和胃」（《中藥大辭典》）。

## 15 泄 瀉

**泄瀉**：主要由於內傷生冷，外受寒邪，飲食過度或濕熱積聚影響脾胃正常運化功能所致。中國醫學認為本病與

脾虛的關係最為密切，即所謂「泄瀉之本，無不由於脾胃」。

症狀：每日排便次數增多，糞便清稀，甚至大便如水樣為特徵的病症。一年四季均可發生，但以夏秋兩季發病為多。泄瀉一般分為五個症型，感受外邪有寒濕、濕熱之分，寒濕型以泄瀉如水，腹痛腸鳴為主；濕熱以瀉下急迫而不爽，便臭為特徵；食滯腸胃見瀉下糞便臭如敗卵，噯腐酸臭；肝氣乘脾泄下伴胸脇脹悶；脾胃虛弱以泄下食物不化為特徵；腎陽虛衰一般表現為五更瀉。

方 一

【方劑組成】胡椒 20 克，大蒜 50 克，食鹽適量。

【製法與用法】先將胡椒研末，大蒜去皮，加入胡椒末搗為泥狀，做餅貼臍上，外敷油紙或塑膠紙，以紗布裹之。再將食鹽研細，炒熱，裝入布袋，外熨臍部。

【主治與功效】散寒、降逆、止瀉。適用於寒濕泄瀉。

【方劑解釋】胡椒：治「中陽不振，寒濕中陽而嘔吐、反胃、泄瀉，或霍亂吐清水，或霍亂吐瀉者，用之溫中散寒，降逆止瀉」（《中藥大辭典》）。大蒜「本品辛散溫通，氣薰烈，入中焦，能溫胃健脾，行氣消滯，解毒止瀉痢」（《中藥學》）。

方 二

【方劑組成】破故紙 100 克、胡桃肉 100 克、五味子 75 克、吳茱萸 50 克、生薑 50 克、大棗 20 枚。

【製法與用法】先將破故紙、五味子、吳茱萸炒至微黃，合胡桃肉共研細末，再以生薑、大棗濃煎取汁，調和藥末為丸如梧桐子大，每服 15 克，1 日 3 次。

【主治與功效】補腎益脾、收斂固澀。治腎陽虛泄瀉，即五更瀉。

【方劑解釋】破故紙：「補腎壯陽……瀉痢：腎陽不足，脾土失溫而致五更泄瀉，食納不佳者，用之助陽溫土」；五味子：「脾腎虛寒而致五更泄瀉者，用此收斂固澀」；吳茱萸「肝腎虛寒，黎明腹痛泄瀉者，用之溫肝散寒以疏土」；生薑：「行氣健脾，散寒止痛」；胡桃肉：「補腎溫陽，本品味甘而澀，溫潤滋膩，能補腎陽，潤腎燥，益精血，固精氣，溫下元，強腰膝，為補腎健骨之要藥」；大棗：「補脾益氣……用於脾虛氣弱，食少倦怠，泄瀉者，用此補虛益脾」（《中藥大辭典》）。

方 三

【方劑組成】白朮 15 克，茯苓 15 克，厚朴 10 克，砂仁 10 克，陳皮 10 克，益智仁 15 克。

【製法與用法】將厚朴用薑汁炒，再入其他諸味藥，加適量水共煎，第一次沸後微火再煎 20 分鐘，第二次微火煎 15 分鐘，合併兩次煎液約 500ml，1 日內分早晚 2 次服用。

【主治與功效】健脾和胃、除寒止瀉。治脾胃虛弱所致泄瀉。

【方劑解釋】白朮：「痼冷虛寒，泄瀉不利，滑脫不禁」；茯苓：「大便瀉者，胃氣不和，不能分利水穀，偏滲大腸而泄注也。茯苓分利陰陽，則瀉自止矣」；厚朴：「降溫、散滯，除寒濕泄痢」（《中藥大辭典》）；砂仁：「本品辛香性溫，能溫中健脾而止泄瀉，和胃調中而止嘔。常用於治療虛寒吐瀉、冷痢之症」；陳皮：「理氣

健脾，燥濕化痰」；益智仁：「本品溫助脾腎，且兼收澀之能……有溫脾止瀉，攝涎止唾之能」（《中藥學》）。

## 方 四

【方劑組成】炒麥芽10克，炒山楂片3克。

【製法與用法】取適量水入藥煎成濃汁，加紅糖適量沖服。

【主治與功效】健脾和胃、消食化積。適用於飲食停滯引起的泄瀉。

【方劑解釋】炒麥芽：「健脾胃、壯血脈、消食，治食積煩熱、心腹脹滿、冷氣凝結、腹痛」；炒山楂片：「消食化積、散瘀，治食積氣滯、痞滿」（《中藥材手冊》）。

## 方 五

【方劑組成】芡實100克、山藥100克、豬肚1個。

【製法與用法】將芡實、山藥研末，裝入豬肚中，蒸熟，分6次服，1日2次。

【主治與功效】健脾除濕、澀腸止瀉。治脾胃虛弱泄瀉。

【方劑解釋】芡實：「善能健脾除濕，澀腸止瀉，常用於脾氣虛弱，濕盛下注，久瀉不癒之症」；山藥：「因其味甘氣香，用之助脾，治脾虛腹瀉，怠惰嗜臥，四肢困倦，又取其甘則補陽，以能補中益氣，溫養肌肉，為肺脾二臟要藥」（《中藥學》）；豬肚：「補虛損，健脾胃。治虛勞羸弱，泄瀉，下痢」（《中藥大辭典》）。

## 16 便　秘

便秘：即大便秘結不通，糞便在腸內停留過久，水份被吸收過多，糞質乾燥而堅硬，以致排便困難，經常3～5天或6～7天，甚至更長時間才解大便一次。

引起便秘的原因很多，大多由於熱邪壅積，食物停滯或過食辛熱厚味而引起，或因年老、病後氣血虛弱，津液不足所致。

症狀：糞便乾燥、堅硬，排出困難，排便次數可減少。有時糞便擦傷腸黏膜出血，而使表面附少量血或黏液。排便時肛門疼痛，重者可引起外痔。慢性便秘者常精神、食慾不振，久之導致營養不良，更加重便秘。

### 方　一

【方劑組成】熟地15克，當歸15克，火麻仁12克，玄明粉（後下）12克，白蜂蜜（沖）30克，燥實甚者加番瀉葉2克。

【製法與用法】取諸味藥加適量水共煎（玄明粉後下），第一次沸後微火再煎20分鐘，第二次微火煎15分鐘，合併兩次煎液約500 ml，1日內分早晚2次加白蜂蜜沖服。7天為1療程。大便通後，每日用炒決明子20克，開水沖泡代茶。

【主治與功效】瀉熱、潤燥、滑腸。治頑固性便秘。

【方劑解釋】熟地：「治水虧火盛」；當歸：「潤燥滑腸」；火麻仁：「治腸燥便秘」；玄明粉：「瀉熱、潤燥、軟堅，治實熱積滯，大便不通」；白蜂蜜：「補中、潤燥，治腸燥便秘」。（《中藥大辭典》）。

## 方 二

【方劑組成】白蜂蜜 30 克，麻油 10 克，樸硝 6 克。

【製法與用法】取水 500 ml，入藥同煎數沸，溫服。

【主治與功效】瀉熱、潤燥、通便。適用於年老虛弱，大便閉結。

【方劑解釋】白蜂蜜：「補中、潤燥，治腸燥便秘」；樸硝：「瀉熱、潤燥，治實熱積滯、腹脹便秘」；麻油：「祛下三焦毒氣，通大小腸，潤燥通便」（《中藥大辭典》）。

## 方 三

【方劑組成】麻油 50 克，樸硝 6 克，皂角末 3 克。

【製法與用法】取樸硝、皂角末碾末，用麻油調和均勻製成栓劑，陰乾，塞入肛門，保留片刻，大便即通。

【主治與功效】瀉熱、潤燥、通便。治大便不通。

【方劑解釋】樸硝：「瀉熱、潤燥，治實熱積滯、腹脹便秘」；麻油：「祛下三焦毒氣，通大小腸，潤燥通便」；皂角末：「除濕毒，治癰腫便毒」《中藥大辭典》）。

## 方 四

【方劑組成】芝麻 100 克，大黃 10 克，茶葉 5 克。

【製法與用法】共研末，頓服，溫水送下。

【主治與功效】補肝潤腸、瀉熱通便。適用於燥熱性便秘（常伴有身熱、尿赤、口臭）。

【方劑解釋】芝麻：「補肝腎、潤五臟。……治大便燥結」；大黃：「攻積導滯，本品大苦大寒，氣味重濁，直降下行，走而不寧，能通積滯，攻下結熱，為常用的瀉熱通便藥」；茶葉：「利大腸、去熱、解痰」（《中藥大

常見病精選驗方解

辭典》）。

### 方　五

【方劑組成】松子仁 100 克，柏子仁 100 克，芝麻 100 克，黃芪150 克，香油適量。

【製法與用法】取松仁、柏仁、芝麻均去油，研如泥狀，用香油和丸，如梧桐子大，每服 50 丸，黃芪煎湯送服，輕者 1 日服 1 次，重者 1 日服 2 次。

【主治與功效】補氣、潤腸、通便。治氣虛、血虛性便秘。

【方劑解釋】松仁、柏仁：「補血、潤腸、通便」；黃芪：「補氣」；香油：「潤腸」；芝麻：「補肝腎、潤五臟。……治大便燥結」（《中藥大辭典》）。

### 17　痢　疾

痢疾：以腹痛、裏急後重、下痢赤白膿血為主症，常伴發熱。

症狀：中醫臨床常把痢疾分為五型，濕熱痢：以肛門灼熱、苔膩脈滑為特徵；疫毒痢：發病急驟、壯熱、痢下鮮紫膿血為特徵；寒濕痢：見痢下赤白黏凍、白多赤少；虛寒痢：見久痢不癒，下痢稀薄，畏寒，肢冷等；休息痢：則時發時止，日久不癒。若下痢較重，嘔不能食稱噤口痢，為各型痢疾中一症狀。

### 方　一

【方劑組成】馬齒莧 200 克，黃瓜藤 50 克。

【製法與用法】二藥共煎取汁，分早、晚兩次服。

【主治與功效】清熱利濕、解毒止痢。治濕熱痢，適

用於肛門灼熱、苔膩脈滑者。

【方劑解釋】馬齒莧：「清熱利濕……濕熱內蘊，傳化受阻所致下痢後重，腹痛者，用此清熱利濕；（《中藥學》）；黃瓜藤：「利水，解毒，治痢疾、淋病、黃水瘡」（《中藥大辭典》）。

## 方 二

【方劑組成】生羊肝1具，醋適量。

【製法與用法】將羊肝切細絲，置醋中浸泡1小時，去醋，食羊肝，勿食他物，以飽為度。

【主治與功效】益血、補肝、止痢。適用於痢疾症狀較輕，時發時止，但日久不癒的痢疾治療，即所謂休息痢。

【方劑解釋】羊肝：「益血、補肝、明目」；醋：「治腸滑瀉痢」（《中藥大辭典》）。

## 方 三

【方劑組成】熟附子15克，雞蛋清適量，米湯適量。

【製法與用法】取熟附子研細，雞蛋清調和為丸，如梧桐子大，傾入沸湯中煮沸，去汁，分早、晚2次服，米湯送下。

【主治與功效】益火消陰、退寒止痢。適用於時發時止，日久不癒的痢疾治療，即所謂休息痢。

【方劑解釋】附子：「本品味甘性大熱，能峻補元陽、益火消陰，逐退在內之陰寒，急回外越之陽氣，消除格拒之勢，故可用治少陰病，陰盛於下，格陽於上，症見下痢……」（《中藥學》）。

## 方 四

【方劑組成】鯽魚1尾，白礬25克，米湯適量。

【製法與用法】剖魚腹，將白礬放入、紮緊。煨乾後研末，每服 5 克，1 日服 3 次，米湯送下。

【主治與功效】健脾、和胃、止痢。適用於下痢較重，嘔而不能食的痢疾者

【方劑解釋】鯽魚：「治脾胃虛弱，納少無力，痢疾」（《中藥大辭典》）；白礬：「本品入大腸經，能澀腸道，固滑脫，常用於年老體弱，脾腎虧損，中氣衰微之倦怠神疲，久瀉不止者」（《中藥學 >》）。

## 方 五

【方劑組成】秦皮 20 克，苦參 20 克，炒萊菔子 15 克，木香 10 克，馬齒莧 40 克。

【製法與用法】取諸味藥焙乾，共研成細末，1 次 20 克，1 日 3 次。

【主治與功效】燥濕清熱，調氣止痢。治濕熱痢，適用於肛門灼熱、苔膩脈滑者。

【方劑解釋】秦皮：「燥濕止痢……濕熱蘊結，傳導受阻而致裏急後重，下痢赤白，取其燥濕清熱，泄毒導滯之功，治濕熱痢、休息痢、赤痢」；苦參：「清熱燥濕……濕熱壅滯腸中所致下痢赤白者，用此燥腸濕，清裏熱，消壅滯」；萊菔子：「濕熱積滯所致下痢後重，用此行氣導滯」；木香：「濕熱疫毒，下注大腸而見腹痛，下痢赤白，裏急後重，用此調氣止痛」（《中藥大辭典》）。

## 18 黃疸性肝炎

**黃疸性肝炎**：是由肝炎病毒所引起的消化道傳染病。其主要病變為肝細胞變性、壞死及肝臟間質炎性浸潤。

症狀：病人表現有發熱、怕冷、周身無力。伴有食慾不振，噁心，嘔吐，上腹部脹滿，右脇痛，尿如濃茶色。兩眼鞏膜及皮膚發黃。肝功能異常等。本病屬中醫「黃疸」、「脇痛」範疇。其病機為濕熱鬱蒸，脾胃運化失常，影響肝膽疏泄，以致濕困中焦，熱留不去，膽液不循常道，外溢肌膚，下注膀胱。

### 方 一

【方劑組成】赤芍 60 克，大黃 30 克（後下），金錢草 30 克，茵陳 15 克，厚朴 12 克，枳殼 12 克，當歸 9 克，甘草 9 克。

【製法與用法】取諸味藥加適量水共煎，第一次沸後微火再煎 20 分鐘，第二次微火煎 15 分鐘，合併兩次煎液再入大黃，煎至一半約 300 ml。1 日 1 劑，飯後頓服。15 天為 1 療程，一般需 2～4 個療程。

【主治與功效】清熱、利濕、利膽、退黃。適用於黃疸性肝炎。

【方劑解釋】赤芍：「行瘀、涼血、瀉肝火」；大黃：「瀉熱毒、破積滯、行瘀血」；金錢草：「清熱、解毒、治黃疸」；茵陳：「清熱、利膽，治濕熱黃疸」；厚朴：「溫中、下氣、燥濕」；枳殼：「破氣、散痞、消積」；當歸：「潤燥滑腸」；甘草：「解毒，和中緩急，調和諸藥」（《中藥大辭典》）。

### 方 二

【方劑組成】龍膽草 25 克，梔子 15 克，大青葉 50 克。

【製法與用法】取諸味藥加適量水共煎，第一次沸後

常見病精選驗方解

微火再煎 20 分鐘，第二次微火煎 15 分鐘，合併兩次煎液約 500 ml，1 日內分早晚 2 次服用。15 天為 1 療程，一般需 2～4 個療程。

【主治與功效】清熱、燥濕、退黃。治黃疸性肝炎，適用於濕熱並重者。

【方劑解釋】龍膽草：「清熱燥濕，本品大苦大寒，氣味厚重，走上徹下，主守行內，能清肝火，瀉膽熱，除胃熱，清肝利膽」；梔子：「清利濕熱，黃疸；濕熱蘊結中焦，薰蒸膽汁而致目和身悉黃者，用之清肝利膽，除濕退黃」；大青葉：「清熱解毒，肝膽濕熱蘊蒸而致膚黃、身黃者，用此清瀉肝膽濕熱」（《中藥大辭典》）。

方 三

【方劑組成】茵陳 30 克，虎杖 30 克，六一散 30 克。

【製法與用法】取諸味藥加適量水共煎，第一次沸後微火再煎 20 分鐘，第二次微火煎 15 分鐘，合併兩次煎液約 300 ml，1 日內分早晚 2 次服用。15 天為 1 療程，一般需 2～4 個療程。

【主治與功效】清熱、利膽。適用於急性黃疸型肝炎。

【方劑解釋】茵陳：「清熱、利膽，治濕熱黃疸」；虎杖：「祛風，利濕，治濕熱黃疸」；六一散：「內含滑石、甘草，能清熱利濕」（《中藥大辭典 >》。

方 四

【方劑組成】虎杖 30 克，茵陳 30 克，板藍根 30 克，蒲公英 30 克，陳皮 10 克。

【製法與用法】取諸味藥加適量水共煎，第一次沸後微火再煎 20 分鐘，第二次微火煎 15 分鐘，合併兩次煎液

約 300 ml，1 日內分 2 次服用。15 天為 l 療程，一般需 2～4 個療程。

【主治與功效】清熱利膽、袪風袪濕。治急性黃疸型肝炎，適用於納差乏力、噁心厭油、肝區叩痛、肝大腹脹、黃疸或黃疸不明顯者。

【方劑解釋】虎杖：「袪風，利濕，治濕熱黃疸」；茵陳：「清熱、利膽，治濕熱黃疸」；板藍根：「清熱、解毒、涼血治病毒性肝炎」；蒲公英：「清熱解毒，利尿散結」；陳皮：「理氣健脾、和中」（《中藥大辭典》）。

## 19　B 型肝炎

B 型肝炎：是由 B 型肝炎病毒所引起的傳染病，多經由輸血或血製品、唾液以及密切接觸等途徑傳播，發病以兒童及青年為多。

症狀：表現為食慾不振、噁心、乏力、肝腫大、肝功能檢測表面抗原（$HB_S$ Ag）、e 抗原（$HB_e$ Ag）、核心抗原（$HB_C$ Ag）及其抗體陽性。部分病人可無自覺症狀、而僅表現為肝功能異常，並具傳染性。本病中醫屬「濕阻」、「脅痛」、「虛勞」等範疇。

方 一

【方劑組成】白花蛇舌草 15 克，夏枯草 15 克，甘草 9 克，板藍根 15 克，山豆根 15 克，白茅根 15 克。

【製法與用法】取諸味藥加適量水共煎，第一次沸後微火再煎 20 分鐘，第二次微火煎 15 分鐘，合併兩次煎液約 300 ml，1 日內分 2 次服用。30 天為 l 療程。一般需 2～3 個療程。

【主治與功效】清熱解毒，利濕。適用於慢性 B 型肝炎。

【方劑解釋】本方稱為「三草三根湯」有清熱解毒，利濕退黃之功效。白花蛇舌草、板藍根、山豆根：「清熱解毒」；夏枯草：「平肝潛陽」；白茅根：「清熱利濕」；甘草：「解毒，和中緩急，調和諸藥」（《中藥大辭典》）。

## 方 二

【方劑組成】金錢草 12 克，車前子（包煎）12 克，澤瀉 12 克，薏苡仁 12 克，草決明 15 克，山楂 12 克，丹皮 10 克，丹參 15 克，白花蛇舌草 15 克，草河車 12 克，桑枝 30 克，生黃芪 15 克，何首烏 12 克，當歸 12 克，大黃炭 10 克，生地 15 克，桃仁 l0 克，黃精 15 克。

【製法與用法】取諸味藥加適量水共煎，第一次沸後微火再煎 20 分鐘，第二次微火煎 15 分鐘，合併兩次煎液約 500 ml，1 日內分 2 次服用。30 天為 l 療程。一般需 2～3 個療程。

【主治與功效】清利濕熱、滋養肝腎、解毒散結。適用於慢性 B 型肝炎。

【方劑解釋】本方具有益氣升陽，清利濕熱，解毒散結功效。金錢草、白花蛇舌草等：「清熱解毒」；黃芪、何首烏、當歸、黃精：「滋肝養腎」；山楂、大黃炭等：「消食和中」（《中藥大辭典》）。全方補而不膩、清而不寒，攻不傷正。如果月經過多去桃仁；便溏去生地或改為生地炭；有黃疸者金錢草改用茵陳。

一、內科

## 方 三

【方劑組成】蒼朮 20 克，烏梅 20 克，貫眾 25 克，黃芪 25 克，板藍根 25 克。

【製法與用法】取諸味藥加適量水共煎，第一次沸後微火再煎 20 分鐘，第二次微火煎 15 分鐘，合併兩次煎液約 400 ml，1 日內分 2 次服用。30 天為 1 療程。一般需 2～3 個療程。

【主治與功效】清熱解毒，健脾燥濕。適用於 B 肝表面抗原陽性者。

【方劑解釋】蒼朮：「健脾、燥濕、解鬱、辟穢」；烏梅：「收斂生津」；貫眾、板藍根：「清熱解毒」；黃芪：「補氣固表、利尿托毒」（《中藥大辭典 >》）。

## 方 四

【方劑組成】黃芪 12 克，薑黃 10 克，田基黃 10 克，板藍根 12 克，淮山藥 10 克，茯苓 10 克。

【製法與用法】取諸味藥加適量水共煎，第一次沸後微火再煎 20 分鐘，第二次微火煎 15 分鐘，合併兩次煎液約 400 ml，1 日內分 2 次服用。30 天為 1 療程。一般需 2～3 個療程。

【主治與功效】益氣健脾，活血理氣，清熱除濕。適用於慢性 B 型肝炎。

【方劑解釋】黃芪、茯苓、山藥：「益氣健脾」；薑黃：「活血理氣」；田基黃、板藍根：「清熱利濕」（《中藥大辭典》）。

據現代藥理分析，黃芪能提高細胞免疫機能，薑黃、田基黃、板藍根對 B 肝病毒有抑制作用。本方可予隨症加

味，如果濕熱蘊結：加茵陳、虎杖、梔子各 12 克，以清化濕熱；濕困脾土型：加川樸、蒼朮、枳殼各 12 克，以苦溫化濕；脾氣虛弱型：加白朮、太子參各 10 克，以益氣健脾；肝陰不足型：加白芍、枸杞子、女貞子、生地各 10 克，以滋養肝陰；氣滯血瘀型：加丹參、赤芍、鬱金各 10 克，以活血化瘀。

## 方 五

【方劑組成】五味子 150 克，丹參 100 克，大棗 100 克，煉蜜適量。

【製法與用法】取大棗去核，將三味藥於 60℃烘乾，粉碎成細粉，混勻，每 100 克藥粉加煉蜜 100 克製成蜜丸，每粒丸重約 6 克。每日早晚服 2 次，1 次 2 丸。

【主治與功效】舒肝理氣，散瘀利濕。用於降低急慢性 B 肝谷丙轉氨酶。

【方劑解釋】五味子：「甘以益氣，酸能生津，有良好的益氣生津止渴的功效」；丹參：「本品藥性寒涼，具有清熱涼血之功……養血，去心腹痼疾結氣」；大棗：「補中益氣，養血安神，緩和藥性」（《中藥學》）。

## 20 肝硬化

肝硬化：是慢性彌漫性進行性肝臟疾病，其病因很多，可由肝臟本身疾病所致，也可以是全身系統性疾病的一部分表現。臨床表現不同程度的肝功能障礙及門脈高壓現象。病理變化主要為肝臟的纖維化及組織結構紊亂，肝內血液循環異常。

症狀：肝硬化代償期可僅有食慾不佳、噁心、嘔吐、

腹脹、腹瀉等消化道症狀。主要體徵為肝腫大，脾臟亦可增大。失代償期逐漸出現，多隱匿不顯。面色蒼黃，易倦，乏力，出現門脈高壓、腹水、脾功能亢進、有出血傾向。亦可見肝掌、蜘蛛痣，常伴有貧血。

後期側支循環形成，有食管下端及胃底靜脈曲張，為門脈高壓的結果。肝硬變代償期而白蛋白降低、球蛋白增高、白球蛋白比例倒置。

## 方 一

【方劑組成】薏苡仁 25 克，扁豆 20 克，茯苓 15 克，澤瀉 15 克。

【製法與用法】取諸味藥加適量水共煎，第一次沸後微火再煎 20 分鐘，第二次微火煎 15 分鐘，合併兩次煎液約 300 ml，1 日內分早晚 2 次服用。30 天為 1 療程。

【主治與功效】清熱、滲濕、利水。適用於肝硬化腹水。

【方劑解釋】薏苡仁：「健脾、補肺、清熱、利濕，之泄瀉、濕痹、筋脈拘攣、屈伸不利、水腫」；茯苓：「滲濕利水，益脾和胃，寧心安神，治大腹，水腫淋結」；澤瀉：「利水、滲濕、瀉熱，治小便不利，水腫脹滿」；扁豆：「消暑祛濕，解毒」（《中藥大辭典》）。

## 方 二

【方劑組成】丹參 15 克，當歸 10 克，炙鱉甲 12 克，莪朮 15 克，炮山甲 12 克，生牡蠣 30 克（先煎），廣鬱金 10 克。

【製法與用法】取諸味藥加適量水共煎，第一次沸後微火再煎 20 分鐘，第二次微火煎 15 分鐘，合併兩次煎液

常見病精選驗方解

約 400ml，1 日內分 2 次服用。30 天為 1 療程。

【主治與功效】活血化瘀，疏肝理氣，軟堅消癥。適用於門靜脈性肝硬化。

【方劑解釋】丹參、當歸、莪朮：「活血化瘀」；廣鬱金、鱉甲、炮山甲、生牡蠣：「疏肝理氣、通絡舒鬱，軟堅消癥」（《中藥大辭典》）。

上方為一基本方，如果脇痛：加製香附 12 克、柴胡 6 克；低熱：加青蒿 9 克、地骨皮 12 克；食慾不振：加焦山楂 12 克、炙雞金 9 克；噁心：加薑竹茹 9 克、陳皮 9 克；鼻衄（即出血）：加白茅根 30 克、炒山梔 9 克；齒衄：加旱蓮草 15 克、淮牛膝 12 克；疲乏：加炒黨參 12 克、白朮 12 克；便溏：加補骨脂 9 克、煨肉果 4.5 克；腹脹：加木香 9 克、大腹皮 12 克；浮腫：加茯苓 12 克、陳葫蘆殼 30 克；濕偏盛：加蒼朮 9 克；熱偏盛；加黃芩 9 克；輕度腹水；加商陸 9 克，將軍乾四隻（研末吞服）。

腹水嚴重：加舟車丸 3 克（早晚空腹各一次，溫開水送服）；有病毒性肝炎史：加板藍根 12 克、白花蛇舌草 30 克；有長期酗酒史：加葛花 9 克、枳椇子 12 克。

方 三

【方劑組成】茵陳 18 克，炒白朮 12 克，茯苓 12 克，丹參 12 克，廣鬱金 10 克，黛礬散 3 克（吞服）。

【製法與用法】取諸味藥加適量水共煎，第一次沸後微火再煎 20 分鐘，第二次微火煎 15 分鐘，合併兩次煎液約 400 ml，將黛礬散與藥汁一起分成兩份分早晚 2 次吞服。30 天為 1 療程。

【主治與功效】清熱祛濕，散舒肝鬱，軟堅。適用於

膽汁性肝硬化。

【方劑解釋】茵陳：「清熱祛濕」；白朮、茯苓：「健脾利濕」；廣鬱金、黛礬散：「舒肝鬱，利膽，退黃疸」；丹參：「活血化瘀、軟堅」（《中藥大辭典》）。

上方為一基本方，如果陽虛：茵陳減量，加熟附片6克；氣虛：加炒黨參12克；氣滯：加木香9克、砂仁3克（後入）；衄血：加旱蓮草15克、仙鶴草18克；脾腫大：加炒鱉甲12克、生牡蠣18克；腹水：加煨甘遂（研末），每次0.6～0.9克；寒濕偏重：茵陳減量，加乾薑3克；皮膚瘙癢：加地膚子12克、白蘚皮12克。

## 21 肝膿腫

**肝膿腫**：由於肝臟血供豐富，一旦發生化膿性感染，可迅速導致明顯的全身症狀，並在短期內明顯加重。臨床常見先有某些先驅化膿性感染，如膽道炎症、阿米巴原蟲感染、化膿性闌尾炎，繼而寒戰高熱、肝區疼痛、肝迅速腫大、白細胞增高，並伴乏力、納差、噁心、嘔吐，重者出現全身膿毒症狀。

**症狀**：肝區持續性疼痛，大多由於肝臟迅速腫大、肝包膜膨脹，故鈍痛較多；但亦有表現為脹痛、灼痛、跳痛、甚或絞痛者；如膿腫刺激右膈可出現右肩、背痛。發熱常為弛張型中等偏高，多伴寒戰與出汗，但亦有15%左右無發熱。

多發性膿腫症狀常明顯重於單個膿腫。重症病人可出現黃疸。肝膿腫尚可穿破進入鄰近腔隙導致胸腔或肺部感染、膈下膿腫、腹膜炎。如由阿米巴腸病所致的阿米巴肝

膿腫，發病前曾有痢疾或腹瀉史，然後有發熱、肝痛、肝大，大便檢查能找到阿米巴滋養體。

## 方 一

【方劑組成】蒲公英 30 克，銀花 12 克，桃仁泥 10 克，生米仁 15 克，皂角刺 9 克，炮山甲 12 克。

【製法與用法】取諸味藥加適量水共煎，第一次沸後微火再煎 20 分鐘，第二次微火煎 15 分鐘，合併兩次煎液約 400 ml，分早晚 2 次服用。30 天為 1 療程。

【主治與功效】清熱解毒，軟堅排膿。適用於細菌性肝膿腫。

【方劑解釋】銀花、蒲公英：「清熱解毒」；桃仁：「活血化瘀」；生米仁、皂角刺、炮山甲：「軟堅排膿」（《中藥大辭典》）。

如果發熱惡寒：加柴胡 9 克；疼痛明顯：加青皮 9 克、製乳香 3 克；熱盛便秘：加製川軍 9 克；病情較重：加六神丸 20 粒（吞服），1 日 2 次隨藥汁一起服用。

## 方 二

【方劑組成】白頭翁 30 克，蒲公英 30 克，野菊花 15 克，生米仁 15 克，銀花 15 克，生甘草 3 克，鴉膽子 10 粒（入膠囊吞）。

【製法與用法】取諸味藥加適量水共煎，第一次沸後微火再煎 20 分鐘，第二次微火煎 15 分鐘，合併兩次煎液約 400 ml，分早晚 2 次服用（每次將鴉膽子 5 粒裝入膠囊內隨藥汁一起吞服），30 天為 1 療程。

【主治與功效】清熱解毒，排膿。適用於阿米巴性肝膿腫。

【方劑解釋】蒲公英、野菊花、銀花、生甘草：「清熱解毒」；生米仁：「排膿」；白頭翁、鴉膽子：「清熱、涼血、除痢」（《中藥大辭典》）。

如果發熱惡寒：加柴胡 9 克、青蒿 9 克。噁心嘔吐：加玉樞丹 1.5 克（吞服）；肝區脹痛：加木香 9 克、製乳香 2.1 克、沒藥 2.1 克；咳嗽：加炙紫菀 10 克、枇杷葉 12 克（去毛，包煎）；膿多：加七葉一枝花 15 克；體虛：加生黃芪 15 克。

## 22　糖尿病

**糖尿病**：是由於體內胰島素缺乏或拮抗胰島素的激素增加，或胰島素在靶細胞內不能發揮正常生理作用而引起的葡萄糖、蛋白質及脂質代謝紊亂的一種綜合徵。

**症狀**：為血液循環中葡萄糖濃度異常升高及尿糖、血糖過高時可出現典型的「三多一少」症狀，即多飲、多尿、多食及體重減輕，且伴有疲乏無力。嚴重者可發生酮症酸中毒、高滲性糖尿病昏迷，且易合併多種感染。隨著病程的延長，其代謝紊亂可導致眼、腎、神經、血管及心臟等組織器官的慢性進行性病變。若得不到及時恰當的治療，則可發生心臟病變、腦血管病變、腎功能衰竭、雙目失明、下肢壞疽等而成為致死致殘的主要原因。

多尿、煩渴、多飲是由於糖尿，尿滲透壓升高而腎小管回吸收水減少，尿量常增多。病者尿意頻頻，多者一晝夜可二十餘次，夜間多次起床，影響睡眠。不僅每次尿多與尿頻，一日尿總量常在 2～3 L 以上，偶可達十餘升。由於多尿失水，病者苦煩渴，喝水量及次數乃增多，可與

血糖濃度及尿量和失糖量成正比；當胰島素缺乏及酮症酸中毒時，鈉鉀離子回吸收更困難，多尿加重；常使血漿濃縮，影響滲透壓，可釀成高滲性昏迷等嚴重後果。

善饑多食，由於失糖，糖分未能充分利用，伴以高血糖刺激胰島素分泌，食慾常亢進，易有饑餓感，主食有時達1～2斤，菜餚比正常人多一倍以上，尚不能滿足。但有時病者食慾忽然降低，則應注意有否感染、發熱、酸中毒、或已誘發酮症等併發症。

疲乏、體重減輕、虛弱由於代謝失常，能量利用減少，負氮平衡，失水和電解質，酮症時更嚴重，患者感到疲乏、虛弱無力。尤其是幼年（Ⅰ型）及重症（Ⅱ型）患者消瘦明顯，體重下降可達數十斤。久病幼兒生長發育受抑制，身材矮小、臉色萎黃、毛髮少光澤、體力多虛弱。但中年以上Ⅱ型輕症患者常因多食而肥胖。中醫稱此病為「消渴症」。

### 方一

【方劑組成】花粉200克，生石膏300克，豬胰子1個。

【製法與用法】將新鮮豬胰子洗淨焙黃，與花粉、生石膏共研末，混勻，1日服2次，1次20克。

【主治與功效】清熱生津。適用於胃熱熾盛而多食易饑者（中消者）。

【方劑解釋】花粉：「清熱生津……肺胃積熱，津傷液虧而致大渴引飲者，用之清熱瀉火，養陰生津」；石膏：「清熱降火，本品氣味具薄，體重沉降，為強有力的清熱瀉火之品，能清肺熱，瀉胃火、降濕熱、袪暑氣、散鬱

熱」（《中藥學》）；豬胰：「益肺、補脾、潤燥」（《中藥大辭典》）。

方 二

【方劑組成】瓜蔞 200 克，菟絲子 200 克，紫河車 1 具，玉竹適量。

【製法與用法】將紫河車焙黃，與瓜蔞、菟絲子共研細末，日服 3 次，每次 20 克，用玉竹煎湯送下。

【主治與功效】生津止渴。適用於陰陽兩虛，見飲一溲一，面黑耳焦等症（下消者）。

【方劑解釋】瓜蔞：「熱傷肺陰，口渴引飲，大便秘結者，用以清熱潤肺，生津止渴」；菟絲子：「補肝腎、益精髓，明目。治腰膝酸痛、遺精、消渴、尿有餘瀝、目暗」（《中藥大辭典》）。紫河車「助陽補精，養血益氣本品稟受人之精血，甘溫平補，善能補益肝腎，養益精血，為助陽補精上品」；玉竹：「治肺胃燥熱、津液枯涸、口渴等症，而胃火積盛，燥渴消穀，多食易饑者，尤有捷效」（《中藥學》）。

方 三

【方劑組成】蠶繭 50 克。

【製法與用法】去掉蠶蛹，加適量水煎，取汁代茶飲，1 日 1 劑。

【主治與功效】止渴、化濁。適用於糖尿病口渴多飲，尿糖持續不降。

【方劑解釋】蠶繭：「止消渴，治小便過多」（《中藥大辭典》）。

## 方 四

【方劑組成】生石膏 30 克，、黃芩 10 克，黨參 12 克，生地 15 克，知母 12 克，淮山藥 15 克，天花粉 10 克，蠶繭 10 只。

【製法與用法】將生石膏打碎，先煎，再取諸味藥加適量水共煎，第一次沸後微火再煎 20 分鐘，第二次微火煎 15 分鐘，合併兩次的煎液約 400 ml，1 日分 2 次服用。

【主治與功效】滋陰潤燥，益氣生津，消渴。適用於糖尿病燥熱傷肺症（上消者）。

【方劑解釋】石膏、黃芩：「清熱降火、解毒」；生地、知母：「滋陰潤燥」；黨參、花粉、山藥：「益氣生津」；蠶繭：「止消渴，治小便過多」。（《中藥大辭典》）。

如果尿糖呈強陽性：加生黃芪12～15 克；血糖明顯增高：加玄參 12 克、蒼朮 l0 克；偏陰虛多尿：加山萸肉 12 克、五味子 4.5 克；腎陽亦虛（陰虛及陽）：加熟附片 6～9 克（先煎）；視力減弱：加枸杞子 12 克、蕤仁肉 12 克；浮腫或有蛋白尿：加茯苓 12 克、丹參 12 克，益母草 12 克；皮膚或下陰瘙癢：加茯苓皮 15 克、地膚子 12 克、白蘚皮 12 克。

## 23  腎  炎

**腎炎**：是指腎臟及腎盂的炎症，大都由細菌感染引起，一般伴下泌尿道炎症，臨床上不易嚴格區分。根據臨床病程及症狀，腎盂腎炎可分為急性及慢性兩期，慢性腎

盂腎炎是導致慢性腎功能不全的重要原因。

症狀：

（1）急性腎盂腎炎　本病可發生於各種年齡，但以育齡婦女最多見，起病急驟，主要有下列症狀。

①一般症狀　高熱、寒戰，體溫多在 38～39℃ 之間，也可高達 40℃。熱型不一，一般呈弛張型，也可呈間歇或稽留型。伴頭痛、全身酸痛，熱退時可有大汗等。

②泌尿系症狀　患者有腰痛，多為鈍痛或酸痛，程度不一，少數有腹部絞痛，沿輸尿管向膀胱方向放射，體檢時在上輸尿管點（腹直肌外緣與臍平線交叉點）或肋腰點（腰大肌外緣與十二肋交叉點）有壓痛，腎區叩痛陽性。患者常有尿頻、尿急、尿痛等膀胱刺激症狀，在上行性感染時，可先於全身症狀出現。兒童患者的泌尿系症狀常不明顯，起病時除高熱等全身症狀外，常有驚厥、抽搐發作。

③胃腸道症狀　可有食慾不振、噁心、嘔吐，個別患者可有中上腹或全腹疼痛。

（2）慢性腎盂腎炎　症狀較急性期輕，有時可表現為無症狀性菌尿。半數以上患者有急性腎盂腎炎既往史，其後有乏力、低熱、厭食及腰酸腰痛等症狀，並伴有尿頻、尿急、尿痛等下尿路刺激症狀。急性發作表現也時有出現。

方　一

【方劑組成】金銀花 20 克，野菊花、蒲公英、紫背天葵子、紫花地丁各 15 克。

【製法與用法】取諸味藥加適量水共煎，第一次沸後

微火再煎 20 分鐘，第二次微火煎 15 分鐘，合併兩次煎液約 400 ml，分早晚 2 次服用。一般 2～4 劑即見症狀減輕。

【主治與功效】清熱解毒，散腫消癰。適用於急性腎盂腎炎。

【方劑解釋】金銀花、野菊花：「清熱解毒」；蒲公英：「清熱利濕，利尿通淋」；紫背天葵子：「祛瘀，活血」（《中藥大辭典》）；紫花地丁：「清熱解毒，涼血消腫」（《中藥學》）；諸味合用有清熱解毒、散腫消癰之效。

### 方 二

【方劑組成】生黃芪15克，半邊蓮、半枝蓮、茜草、蒲黃、丹參各 9 克。

【製法與用法】取諸味藥加適量水共煎，第一次沸後微火再煎 20 分鐘，第二次微火煎 15 分鐘，合併兩次煎液約 400 ml，1 日分早晚 2 次服用。7 天為 l 療程。

【主治與功效】利尿托毒，止血行瘀。治腎盂腎炎。

【方劑解釋】黃芪：「補氣固表，利尿托毒」；半邊蓮、半枝蓮：「利水、解毒、消腫」；茜草：「止血、行瘀」；蒲黃：「主心腹膀胱寒熱，利小便，消淤血、止血」；丹參：「活血化瘀、通經止痛、養心除煩」（《中藥大辭典》）。

### 方 三

【方劑組成】豬苓（去皮）9 克，澤瀉 15 克，白朮 9 克，茯苓 9 克，桂枝（去皮）6 克。

【製法與用法】取上述諸味藥焙乾，碾成粉末，製成散劑，用米湯送服，每日 3 次，每次 6～9 克。

【主治與功效】利水滲濕，溫陽化氣。適用於慢性腎盂腎炎，多飲開水。

【方劑解釋】豬苓、茯苓：「甘淡滲濕」；桂枝：「溫陽行水，治表症」；澤瀉：「利水瀉熱」；白朮：「健脾滲濕」（《中藥大辭典》）。

本方主治外有表症，內停水濕，頭痛發熱，煩渴飲水，或水入則吐，小便不利；或水腫身重，小便不利；或痰飲，臍下動悸，吐涎沫，頭眩；或嘔吐腹瀉，煩渴引飲，小便不利等症。注意：此方對陰虛津少之小便不利和熱症水腫者不可服用。

## 方 四

【方劑組成】益母草、黃芪各 50 克，黨參、熟地、丹參（後下）各 30 克，白朮、茯苓、淮山藥各 15 克，澤蘭、澤瀉各 10 克。

【製法與用法】取諸味藥加適量水共煎，第一次沸後微火再煎 20 分鐘，第二次微火煎 15 分鐘，合併兩次煎液約 600 ml，分早午晚 3 次服用。30 天為 1 療程。直至症狀消失，尿檢轉陰。

【主治與功效】補氣滋腎，健脾祛濕，行血逐淤，養血通脈，止血消腫，利尿降壓。適用於慢性腎盂腎炎。

【方劑解釋】益母草：「活血、祛瘀、消水」；黃芪：「補氣固表，利尿托毒」；丹參：「活血化瘀、通經止痛、養心除煩」；茯苓：「甘淡滲濕」；白朮：「健脾滲濕」；黨參：「補中、益氣、生津」；熟地：「清熱涼血、生津」；澤瀉：「利水瀉熱」；淮山藥：「健脾，補肺，固腎，益精」（《中藥大辭典》）。

注意服藥期間應預防感冒，避免過度勞累，飲食宜清淡、易消化，少食鹽，忌生冷、辛辣之品。

## 24　尿結石

**尿結石**：是由尿道結石引起的疾病。中醫稱之為「淋症」。

**症狀**：腰部突然發作陣發性劇烈疼痛，病沿該側輸尿管向膀胱、會陰、大腿兩側放射，常伴有面色蒼白、噁心、嘔吐、冷汗，絞痛後出現血尿。一般分為：石淋、血淋、膏淋等症。

**方　一**

【方劑組成】金錢草 50 克，玉米鬚 50 克，雞內金 15 克。

【製法與用法】取諸味藥加適量水共煎，第一次沸後微火再煎 20 分鐘，第二次微火煎 15 分鐘，合併兩次煎液約 400 ml，分早午晚 2 次服用。

【主治與功效】利水通淋。治尿道結石的石淋症。

【方劑解釋】金錢草：「應用於熱淋、砂淋、石淋，尿澀作痛。本品善清利肝膽與膀胱濕熱，為利濕排石之常用藥」；雞內金：「本品性平偏涼，兼能清下焦、膀胱之濕熱，而有通淋化石之功」（《中藥學》）；玉米鬚「治小便淋瀝砂石，苦痛不可忍，煎湯頓服」（《中藥大辭典》）。

**方　二**

【方劑組成】車前草 50 克，白茅根 50 克，蒲公英 100 克。

【製法與用法】取諸味藥加適量水共煎，第一次沸後

微火再煎 20 分鐘，第二次微火煎 15 分鐘，合併兩次煎液約 400 ml，1 日分早晚 2 次服用。

【主治與功效】清熱涼血、利尿通淋主治血淋症，濕熱下注，尿色紫紅，夾有血塊。

【方劑解釋】車前草：「利水、清熱……治小便不通，淋濁，帶下，尿血」；白茅根：「涼血止血……尿血；濕熱蘊結膀胱，熱傷陰絡，小便黃赤並有血者，用此散結涼血」（《中藥大辭典》）；蒲公英：「本品苦寒，清熱利濕，利尿通淋」（《中藥學》）。

### 方 三

【方劑組成】韭菜子 50 克，破故紙 50 克，牛膝 40 克。

【製法與用法】取三藥焙乾研成細末，每日 2 次，每次服 10 克。

【主治與功效】補肝腎、暖水臟、利尿通淋。主治膏淋，尿出如脂，頭昏無力，腰膝酸軟。

【方劑解釋】韭菜子：「補肝腎，暖腰膝，壯陽固精；治陽痿夢遺、小便頻數、遺尿、腰膝酸軟冷痛、瀉痢、帶下、淋濁」；「通淋濁，利下水」；破故紙：「能暖水臟，陰中生陽，壯火益土之要藥也」（《中藥大辭典》）；牛膝：「本品性善下行，能利尿通淋，治淋症、水腫、小便不利」（《中藥學》）。

### 25 膽結石

**膽結石**：是由膽囊、膽管結石引起的疾病。中醫稱之「脘腹痛」、「膽脹」、「肋痛」等症都屬此病範疇。

**症狀**：發作時表現為突發性右上腹或上腹部痛，並可向右肩胛或肩部放射；噁心、嘔吐、發熱；平時有胃灼熱、噯氣、噯酸、腹脹，中上腹或右上腹飽脹感，食油膩食物更劇，總膽管結石伴有阻塞性黃疸表現。

### 方 一

【方劑組成】金錢草 30 克，柴胡 9 克，雞內金 9 克，鬱金 9 克，枳殼 9 克，川軍 9 克，玄明粉 12 克（沖服）。

【製法與用法】取諸味藥加適量水共煎（除玄明粉外），第一次沸後微火再煎 20 分鐘，第二次微火煎 15 分鐘，合併兩次煎液約 500 ml，1 日分早晚 2 次（與玄明粉一起）服用。

【主治與功效】清利濕熱，利膽排石。治膽或膽管結石。

【方劑解釋】金錢草：「清利濕熱」；製川軍、玄明粉：「通下」；柴胡、鬱金、枳殼：「疏肝理氣」；雞內金：「運脾消食」（《中藥大辭典》）。

### 方 二

【方劑組成】鬱金 15 克，廣木香 15 克，黃芩 15g，茵陳 24g，川楝子 9g，虎杖 30g，玉米鬚 20g，共製成 1000 ml。

【製法與用法】將廣木香打成粗粉，按滲漉法提取有效成分。另將餘藥混合煎汁，共煎 2 次，每次務使水面高出藥面，經沸後 30 分鐘，過濾。濾液合併靜置沉澱 24 小時，再吸取上清液濃縮至一定量，加入蔗糖煎沸使溶解，出料前 5 分鐘加防腐劑，過濾。濾液與木香提取液混勻，分裝於 100 ml 瓶內即得。日服該糖漿 100 ml，1 日分 3 次

服，每次予飯前 15 分鐘服用，30 天為 1 療程，停藥 1 週後可進入下 1 療程。

【主治與功效】活血祛瘀、清利濕熱。治膽或膽管結石。

【方劑解釋】虎杖：「活血祛瘀」；茵陳、玉米鬚：「清利濕熱」；黃芩：「清熱、燥濕、解毒」；鬱金、木香、川楝子：「疏肝理氣」。諸藥合之，共奏疏肝活血、清熱利濕之功（《中藥大辭典》）。

## 方三

【方劑組成】金錢草 30 克，茵陳 30 克，黃芩 15 克，生大黃 20 克（後下），厚朴 16 克，萊菔子 30 克，香附 12 克，三棱 12 克，芒硝 15 克，莪朮 12 克。

【製法與用法】取諸味藥加適量水共煎（生大黃後下），第一次沸後微火再煎 20 分鐘，第二次微火煎 15 分鐘，合併兩次煎液約 500 ml，1 日分早晚 2 次服用（每次於飯前 15 分鐘服用）。

【主治與功效】通裏攻下，清熱解毒，利膽。適用於膽道術後殘餘結石治療。

【方劑解釋】大黃、芒硝：「通裏攻下，蕩滌實熱」；萊菔子、厚朴、香附、三棱、莪朮：「行氣、破積、導滯」；金錢草、茵陳、黃芩：「清熱解毒、利膽排石」（《中藥大辭典》）。

如果屬氣滯型：去黃芩、芒硝，加柴胡、鬱金；膿毒型：去三棱、莪朮，加銀花、連翹或敗醬草。

## 26　胰腺炎

**胰腺炎**：是臨床常見的急腹症之一，可分為慢性胰腺炎和急性胰腺炎，慢性胰腺炎是指胰腺實質的反覆性或持續性炎症病變，胰腺呈廣泛性纖維化、局灶性壞死及胰導管內結石形成或彌漫性鈣化，可引起腺泡和胰島細胞萎縮或消失，常有假性囊腫形成。急性胰腺炎系由胰酶激活後引起胰腺組織自身消化所致的急性化學性炎症。病變輕重不等，輕者胰腺以水腫為主，病情自限性，數日後即可完全恢復。重者胰腺出血壞死，易併發休克、呼吸衰竭和腹膜炎等，死亡率較高。

**症狀**：急性胰腺炎表現為：

① 上腹痛或常見於飽餐或飲酒後發病。疼痛多為持續性鈍痛、鑽痛、刀割痛或絞痛，可向腰背部放射；

② 噁心、嘔吐及發熱，出冷汗，可出現一過性黃疸；

③ 體檢時上腹部有壓痛與反跳痛，腹肌略有緊張。慢性胰腺炎具有上腹痛的特徵，反覆發作後胰腺遭受不同程度的破壞，可出現脂肪瀉、糖尿病以及胰腺鈣化、胰腺假性囊腫等表現。

### 方　一

【方劑組成】柴胡 9 克，蒲公英 15 克，木香 9 克，白芍 15 克，黃芩 9 克，製川軍 9 克，玄明粉 12 克（沖）。

【製法與用法】取諸味藥加適量水共煎（除玄明粉外），第一次沸後微火再煎 20 分鐘，第二次微火煎 15 分鐘，合併兩次煎液約 400 ml，1 日分早晚 2 次服用。

【主治與功效】清熱和濕、疏肝解鬱。適用於急性胰

一、內科

腺炎。

【方劑解釋】蒲公英、黃芩：「清熱和濕」；木香，白芍：「理氣緩急」；柴胡：「疏肝解鬱」；大黃、玄明粉：「通裏攻下」（《中藥大辭典》）。如果發熱：加銀花 12 克、連翹 9 克；嘔吐：加薑竹茹 9 克、代赭石 12 克；腹脹：加厚朴 6 克、清風藤 12 克；黃疸：加茵陳 15 克、炒山梔 9 克；腹痛明顯：加炒玄胡 12 克。

方 二

【方劑組成】炒白朮 12 克，茯苓 12 克，厚朴 4.5 克，製半夏 9 克，鬱金 9 克，陳皮 6 克 。

【製法與用法】取諸味藥加適量水共煎，第一次沸後微火再煎 20 分鐘，第二次微火煎 15 分鐘，合併兩次煎液約 400 ml，分早晚 2 次服用。

【主治與功效】健脾化濕、理氣降濁。適用於慢性胰腺炎。

【方劑解釋】白朮、茯苓：「健脾化濕」；厚朴、半夏、鬱金、陳皮：「理氣降濁」（《中藥大辭典》）。

如果納差：加焦山楂 9 克；脘脇脹悶：加炒枳殼 9 克；隱痛：加製香附 12 克；濕重：白朮改用蒼朮 6～9 克，加乾藿香 9 克、乾佩蘭 9 克；瘀滯：加桃仁 9 克、五靈脂 9 克（包煎）；膿腫：加皂角刺 9 克、炮山甲 12 克。

方 三

【方劑組成】炒白扁豆、藿香各 10 克，乾薑 30 克。

【製法與用法】將上三味藥共研細末，每次服 10 克，每日 3 次，用溫開水送服。

【主治與功效】清熱解毒，健脾化濕。治胰腺炎。

【方劑解釋】白扁豆：「本品味甘微溫而氣香，甘溫補脾而不滋膩，芳香化濕而不燥烈，有健脾養胃、化濕和中，止瀉止帶之功」；藿香：「辛溫芳香，辛散而不峻烈，微溫而不燥熱，故能運脾胃、調中焦、化濕濁，為治療濕阻中焦、中氣不運的常用藥」；乾薑：「本品辛熱燥烈，主入脾胃而長於溫中散寒、健運脾陽，為溫暖中焦之主藥」（《中藥學》）。

## 27　高血壓

**高血壓：**一般可分為原發性高血壓和繼發性高血壓，是成人常見的心血管疾病，可導致腦中風、冠心病，病死率高。原發性高血壓至今病因不明。繼發性高血壓，存在明確的病因，占所有高血壓患者的5％左右。

**症狀：**隨血壓增高程度、有無原發疾患及其嚴重程度而異。輕度高血壓患者常無明顯症狀，僅於體檢時發現。血壓明顯增高時可有頭暈、頭痛、噁心、嘔吐，隨病情發展可出現繼發的眼底、腦、腎臟及心血管的改變，表現為眩暈、視力障礙、驚厥、偏癱、失語等高血壓腦病症狀或心力衰竭症狀。

### 方　一

【方劑組成】葛根 30 克，槐米 15 克，茺蔚子 15 克。

【製法與用法】取諸味藥加適量水共煎，第一次沸後微火再煎 20 分鐘，第二次微火煎 15 分鐘，合併兩次煎液約 500 ml，分早晚 2 次服用。1 日 1 劑，早晚各服 250 ml；或將上藥泡水當茶飲。連服 6 個月為 1 療程。

【主治與功效】升清降濁，化瘀利水，降壓。

【方劑解釋】本方具有升清降濁，化瘀利水之功。其中葛根：「升舉清陽，通絡生津」；槐花：「沉降濁陰，瀉肝寧血」；茺蔚子：「化瘀利水」（《中藥大辭典》）。據現代藥理研究葛根有改善腦循環及外周循環的作用，能緩解心絞痛，且能降壓；槐米能降低毛細血管的通透性，並能降壓；茺蔚子亦具有利尿降壓之作用。三藥合用，故具有較持續的降壓作用。

如果胸悶煩躁（常見於左心肥厚者）：加丹參 30 克、首烏 30 克；心悸失眠（常見於心肌勞損者）：加黃芪 20 克，棗仁 16 克；眼脹耳鳴、肢麻（常見於眼底動脈硬化者）：加山楂 30 克、地龍 10 克；腰酸腿軟或夜尿增多（常見於尿蛋白持續陽性者）：加山茱萸 10 克，肉蓯蓉 15 克；行動氣急、小便赤澀（常見於尿中紅細胞持續陽性者），加旱蓮草 30 克、熟地黃 20 克。

## 方 二

【方劑組成】夏枯草 30 克，苦丁茶 15 克，菊花 15 克，草決明 12 克。

【製法與用法】取諸味藥加適量水共煎，第一次沸後微火再煎 20 分鐘，第二次微火煎 15 分鐘，合併兩次煎液約 400 ml，分早晚 2 次服用。1 日 1 劑，早晚各服 200 ml。

【主治與功效】清肝瀉火，散風解毒。用於肝陽上亢型高血壓。

【方劑解釋】夏枯草：「既補養厥陰血脈，又能疏通結氣」；菊花：「疏散風熱，平肝明目，清熱解毒」（《中藥學》）；草決明：「清肝，明目，利水，通便」；苦丁茶：「散風熱，清頭目，除煩渴」（《中藥大辭典》）。

常見病精選驗方解

現代臨床研究表明夏枯草、菊花、苦丁茶、草決明均有降血壓作用。

### 方 三

【方劑組成】珍珠母 30 克（先煎），夏枯草 15 克，鉤藤 15 克（後入），山羊角 30 克（先煎），淮牛膝 12 克，廣地龍 12 克，車前子 15 克（包煎）。

【製法與用法】將珍珠母、山羊角先煎，再取諸味藥加適量水共煎，第一次沸後微火再煎 20 分鐘（鉤藤後入），第二次微火煎 15 分鐘，合併兩次煎液約 500 ml，分早晚 2 次服用。1 日 1 劑，早晚各服 250 ml；連服 15 天為 1 療程。

【主治與功效】平肝潛陽，清肝利尿，舒通經絡。主治高血壓症。

【方劑解釋】珍珠母、山羊角、夏枯草、鉤藤：「平肝潛陽」；淮牛膝：「引火下行」；車前子、廣地龍：「清肝利尿、舒通經絡」。如果項強：加葛根 6 克；目糊：加菊花 10 克、草決明 12 克；火盛：加黃芩 9 克、炒山梔 9 克，或龍膽草 9 克；失眠：加熟棗仁 10 克；便秘：加製川軍 9 克；便秘體虛用肉蓯蓉 12 克；嗜睡：加石菖蒲 12 克；膽固醇高：加生山楂 l0 克、澤瀉 12 克；有高心病史：加丹參 12 克、紅花 6 克；目衄鼻衄：加槐花 12 克、白茅根 30 克；腦血管硬化：加川芎 6 克、海藻 15 克（《袖珍中醫方劑》）。

### 方 四

【方劑組成】菊花、槐花、綠茶各 3 克。

【製法與用法】以沸水沖沏，當茶引用，一日數次。

一、內科

【主治與功效】疏風、滌熱、涼血。主治高血壓症。

【方劑解釋】菊花：「疏風、清熱、解毒」；槐花：「清熱、涼血」；綠茶：「清心神、滌熱」（《中藥大辭典》）。

## 方 五

【方劑組成】鮮山楂 10 枚，白糖 30 克。

【製法與用法】將鮮山楂搗碎加糖煎煮至爛，食山楂飲湯，1 日 1 次。

【主治與功效】下氣、活血、降壓。治高血壓症。

【方劑解釋】山楂：「消肉積，下氣、活血」；有實驗表明，山楂的乙醇浸出物可使麻醉兔血壓緩慢而持久的下降（《中藥大辭典》）。

常見病精選驗方解

## 28　低血壓

低血壓：中醫認為本病的主要病機為中氣不足或心陽不振所致，血壓在 90／60 毫米汞柱以下。

症狀：常表現為頭暈目眩，乏力，時有噁心，有的還伴有貧血。

## 方 一

【方劑組成】人參 8～10 克（或黨參 30 克），黃芪、黃精各 30 克，山萸肉 25 克，五加皮、當歸各 15 克，炙甘草 10～30 克，附片 6～9 克。

【製法與用法】取諸味藥加適量水共煎，第一次沸後微火再煎 20 分鐘，第二次微火煎 15 分鐘，合併兩次煎液約 500 ml，分早晚 2 次服用。1 日 1 劑，早晚各服 250 m1；連服 7 天為 1 療程。

【主治與功效】補益氣血，滋陰溫腎。適用於各種症型的低血壓。

【方劑解釋】本方有補益氣血，滋陰溫腎之功。人參、黃芪、黃精、甘草、當歸、五加皮：「補益氣血」（《中藥大辭典》）；山萸肉、附片：「調補陰陽」。本方氣血雙補，陰陽兼調，故能用於各種症型之低血壓。

如果氣血虛弱：當歸可用至 20 克，加阿膠 10 克；氣陰兩虛：去附片，加麥冬 15 克，沙參、五味子各 10 克；心腎陽虛：附片可用至 10 克，加肉桂 5 克，乾薑 6 克。

## 方 二

【方劑組成】當歸 10 克，川芎 9 克、炙升麻 9 克、炙黃芪16 克、麻黃 6 克、白芷 9 克。

【製法與用法】取諸味藥加適量水共煎，第一次沸後微火再煎 20 分鐘，第二次微火煎 15 分鐘，合併兩次煎液約 500 ml，分早晚 2 次服用。1 日 1 劑，早晚各服 250 ml；連服 7 天為 1 療程。

【主治與功效】養血行血。適用於各種症型的低血壓。

【方劑解釋】當歸、川芎：「養血行血」；麻黃、炙升麻、白芷：「祛風升陽」；炙黃芪：「補氣」。如果陰虛：加桑椹子 12 克，或枸杞子 12 克；陽虛：加補骨脂 12 克，或鹿角粉 3 克（與藥汁一起吞服）（《袖珍中藥處方》）。

## 29 中風偏癱

**中風、偏癱**：是由於高血壓病導致的腦血管病變的後遺症。一般有腦溢血或腦栓塞性偏癱兩種情況。中醫統稱

之為「中風」。

症狀：臨床表現為頭痛、眩暈、眼花、嘔吐、肢體麻木，繼而出現半身不遂、語言不利、口眼歪斜等。

方 一

【方劑組成】螃蟹 500 克，地龍 250 克。

【製法與用法】將二藥焙乾，碾成粉末；1 日服 2 次，1 次 50 克。

【主治與功效】清熱、平肝、通絡。治中風偏癱

【方劑解釋】此為一民間偏方，螃蟹作用無文獻報導。地龍「清熱、平肝、止喘、通絡；治……中風半身不遂」（《中藥大辭典》）。

方 二

【方劑組成】生石決 30 克，地龍乾 12 克，鉤藤 18 克（後入），淮牛膝 12 克，全瓜蔞 12 克，陳膽星 10 克，石菖蒲 12 克

【製法與用法】取諸味藥加適量水共煎，第一次沸後微火再煎 20 分鐘，第二次微火煎 15 分鐘，合併兩次煎液約 500 ml，分早晚 2 次服用，1 日 1 劑。

【主治與功效】平肝熄風，活血袪瘀。主治腦溢血。

【方劑解釋】生石決、鉤藤：「平肝熄風」；全瓜蔞、陳膽星、石菖蒲、淮牛膝：「平補肝腎，活血袪瘀」；地龍：「通絡」。

如果抽搐：加僵蠶 12 克、全蠍粉 3 克（與藥汁一起調灌）；痰多：加竹瀝油 30 克（熱痰用）；或製半夏 10 克、橘紅 9 克（痰濕用）；便秘：加生川軍 9 克（後入）、玄明粉 12 克（沖服）；血壓高：加羚羊角粉 3 克

（與藥汁一起調灌）；心肝火旺：加炒川連 3 克、龍膽草9 克（《袖珍中醫處方》）。

### 方 三

【方劑組成】生黃芪15 克，紅花 9 克，地龍乾 12 克，丹參 15 克，桃仁 9 克，川芎 9 克，赤芍 12 克。

【製法與用法】取諸味藥加適量水共煎，第一次沸後微火再煎 20 分鐘，第二次微火煎 15 分鐘，合併兩次煎液約 500 ml，分早晚 2 次服用，1 日 1 劑。

【主治與功效】益氣通絡，活血化瘀。主治腦溢血所致半身不遂偏重者。

【方劑解釋】黃芪、地龍：「益氣通絡、熄風止痙」；川芎：「活血行氣」；丹參、紅花、桃仁、赤芍：「活血化瘀」。如果血壓偏高：加鮮豨草 30 克；口眼歪斜：加全蠍、蜈蚣等分（研末），一日二次，每次 2.1 克，或沖入煎劑中同服；肢體麻木：加製南星 9 克、製半夏 9 克、陳皮 9 克；肢體拘攣：加水蛭、全蠍等分（研粉），1 日 2次，每次 2.1～3 克（《袖珍中醫處方》）。

### 方 四

【方劑組成】羌活 9 克，菖蒲 12 克，遠志 6 克，白附子 4.5 克，製南星 9 克，僵蠶 12 克。

【製法與用法】取諸味藥加適量水共煎，第一次沸後微火再煎 20 分鐘，第二次微火煎 15 分鐘，合併兩次煎液約 500 ml，分早晚 2 次服用，1 日 1 劑。

【主治與功效】熄風、宣竅、止痛。主治腦溢血所致語言不利偏重者。

【方劑解釋】白附子、製南星：「祛風痰之流竄」；

遠志、僵蠶、石菖蒲：「豁痰、熄風、宣竅」；羌活：「勝濕止痛」（《袖珍中醫處方》）。

### 方 五

【方劑組成】桂枝9克，生黃芪15克，紅花9克，川芎9克，當歸10克，仙靈脾12克，仙茅12克，地龍12克。

【製法與用法】取諸味藥加適量水共煎，第一次沸後微火再煎20分鐘，第二次微火煎15分鐘，合併兩次煎液約500 ml，分早晚2次服用，1日1劑。

【主治與功效】益氣升陽，消積通絡。主治腦栓塞。

【方劑解釋】黃芪、桂枝：「益氣升陽，溫通經脈」；當歸、川芎：「活血補血，行氣祛風」；仙靈脾、仙茅：「助腎陽」；紅花：「消積瘀」；地龍：「通絡」（《袖珍中醫處方》）。

### 30 高血脂、肥胖症

**高血脂、肥胖症**：是由於人體每天攝入熱量大於消耗熱量，或對脂質代謝紊亂的結果，以致體內脂肪堆積或血液中的膽固醇（TC）、甘油三酯（TG）、低密度脂蛋白（LDL）等脂質增高。目前高血脂症發病機理不詳，但肥胖往往與高血脂症相伴，不過，高血脂是導致心血管疾病的主要病因已被醫學界公認。中醫一般認為高血脂是由於濕濁內盛，痰瘀交阻所致。

**症狀**：患者一般伴有肥胖、動脈粥樣硬化、冠心病等臨床症狀。由血液中的膽固醇（TC）、甘油三酯（TG）、低密度脂蛋白（LDL）等脂質生化指標，即可判定。

**方 一**

【方劑組成】製首烏、金櫻子、決明子、生薏仁各 30 克，茵陳、澤瀉各 20 克，生山楂 18 克，柴胡、鬱金各 12 克，酒軍 6 克。

【製法與用法】取諸味藥加適量水共煎，第一次沸後微火再煎 20 分鐘，第二次微火煎 15 分鐘，合併兩次煎液約 400 ml，分早晚 2 次服用。1 日 1 劑。15 天為一療程，連續服藥 1–3 個療程。服藥前 3 天停服西藥。

【主治與功效】補益肝腎、利濕化瘀、通便導滯、降脂。治高血脂症。

【方劑解釋】首烏、金櫻子：「護肝益腎，固攝精氣」；澤瀉、茵陳：「清熱利濕而祛體內之濕濁」；決明子、酒軍：「通便導滯，使濕濁得以下行」；生薏仁、生山楂：「健脾利濕，消食導滯」；柴胡、鬱金：「行氣活血」（《中藥大辭典》）。全方為補益肝腎，利濕化瘀，具有良好的降脂作用。

103

一、內科

**方 二**

【方劑組成】茵陳 30 克，生山楂 15 克，生麥芽 15 克。

【製法與用法】取諸味藥加適量水共煎，第一次沸後微火再煎 20 分鐘，第二次微火煎 15 分鐘，合併兩次煎液約 400 ml，分早中晚 3 次服用。1 日 1 劑。30 天為一療程，連續服藥 3 個療程。服藥前 3 天停服西藥。

【主治與功效】清熱利濕，健脾消食，化痰祛脂。治高血脂症。

【方劑解釋】茵陳：「善滲瀉而利小便，故可去濕

熱，利黃疸」；山楂：「化食積，行結氣，健脾寬膈，消血痞氣塊」；麥芽：「本品甘平，健脾開胃，行氣消食」（《中藥學》）。

### 方 三

【方劑組成】生山楂 30 克，決明子 15 克。

【製法與用法】以上為一次劑量，同上方方法加水煎成 300 ml。1 次口服 100 ml，1 日 3 次。超重 25％以上者可增至每日 1.5 劑，即每次服 150 ml。

【主治與功效】散瘀，消食。適用於高血脂症伴高血壓患者。

【方劑解釋】生山楂：「消食化積，行氣散瘀……化積食，行結氣，健胃寬膈，消血痞氣塊」；決明子：「本品苦寒泄熱，甘鹹益陰，既能清泄肝火，又兼疏風熱、益腎陰。又清熱潤腸通便之效」（《中藥學》）。

據現代研究表明，山楂、決明子均有降低血漿總膽固醇和甘油三酯的作用。

### 31　胸痺、心悸

**胸痺：**多由心臟陰陽氣血偏虛以及寒凝、熱結、痰阻、氣滯、血凝等因素引起，如「冠心病」。

**心悸：**包括驚悸和怔忡，心悸的形成，常與心虛膽怯，心血不足，心陽衰弱，水飲內停，瘀血阻絡等因素有關，如「心律失常」。一般都俗稱為「心臟病」。

**症狀：**臨床表現一般多呈陣發性，每因情志波動或勞累過度而發作。病人自覺心中悸動，驚惕不安，甚則不能自主的一種病症。且常與失眠、健忘、眩暈、耳鳴、心痛

等症同時並見。

現代醫學中的各種原因引起的心律失常，如：心動過速，心動過緩，早搏，房顫，房室傳導阻滯，束支傳導阻滯，病態竇房結綜合徵，預激綜合徵，心力衰竭，心肌炎，心包炎及一部分神經官能症等，均屬本病範疇。

### 方 一

【方劑組成】黃連 6 克，炙五味子 6 克，麥冬 12 克，黨參 12 克（重症用人參 6 克），棗仁 12 克，夜交藤 15 克。

【製法與用法】取諸味藥加適量水共煎，第一次沸後微火再煎 20 分鐘，第二次微火煎 15 分鐘，合併兩次煎液約 400 ml，分早中晚 3 次服用，1 日 1 劑。7 天為一療程，連續服藥 1～3 個療程。

【主治與功效】益氣、養心、安神。適用於早搏、心悸、怔忡等症。

【方劑解釋】黃連：「治五勞七傷，益氣，止心腹痛」；五味子：「補五臟之氣」；麥冬：「治五勞七傷，安魂定魄」；黨參：「補中益氣」；棗仁：「養肝、寧心、安神」；夜交藤：「養心、安神、通絡、祛風」（《中藥大辭典》）。

### 方 二

【方劑組成】棗仁 25 克，豬心 1 個。

【製法與用法】將棗仁研細，放入豬心中，蒸熟，1 日分早晚 2 次服用。

【主治與功效】養肝、寧心、安神、斂汗。主治心虛膽怯型心悸，兼善恐易驚，失眠等。

【方劑解釋】棗仁：「養肝、寧心、安神、斂汗；治虛煩不眠、驚悸怔忡、煩渴、虛汗」；豬心：「治驚悸、怔忡、自汗、不眠」（《中藥大辭典》）。

方 三

【方劑組成】菖蒲 10 克，遠志 15 克，茯神 20 克，棗仁 20 克。

【製法與用法】取諸味藥加適量水共煎，第一次沸後微火再煎 20 分鐘，第二次微火煎 15 分鐘，合併兩次煎液約 400 ml，分早晚 2 次服用，1 日 1 劑，7 天為一療程。

【主治與功效】安神、益智、解鬱。適用於各種虛症的心悸。

【方劑解釋】菖蒲：「心氣不足者宜之」；遠志：「安神益智，祛痰，解鬱。治驚悸，健忘，夢遺，失眠」；茯神：「寧心、安神、利水」；棗仁：「養肝、寧心、安神、斂汗；治虛煩不眠、驚悸怔忡、煩渴、虛汗」（《中藥大辭典》）。

方 四

【方劑組成】核桃仁 750 克，桃仁 250 克，紅糖 1000 克。

【製法與用法】將桃仁去皮、尖，與核桃仁共研細末，再與紅糖混勻，1 次服 30 克，1 日 3 次，開水沖服。

【主治與功效】壯陽補腎、活血化瘀。適用於陰陽兩虛型冠心病患者，症見胸悶心痛，有時夜間憋醒，心悸氣短，頭暈耳鳴，食少倦怠，腰酸腿軟，惡風肢冷，或手心發熱，夜尿頻數，舌質紫暗，苔白少津，脈細弱或結代。

【方劑解釋】核桃仁：「補腎固精，溫肺定喘，滑腸

……主要成份濕亞油酸甘油酯，可影響體內膽甾醇的合成及其氧化、排泄」（《中藥大辭典》）。

## 32　貧　血

**貧血：**通常把人體血容量或血液成份低於正常值的情況都稱之為貧血。導致貧血的因素很多，有血管外源性的因素（如外傷、器官病損的吐血、便血等）引起的貧血，有血管內源性因素（如疾病或藥物不良反應導致造血功能下降等）引起的貧血。因此，臨床對貧血的分類很多，治療時一定要注意對因施治。

**症狀：**一般臨床表現有頭暈、耳鳴、眼花、畏寒、倦怠、失眠、食慾減退、皮膚黏膜蒼白、心悸、精神萎靡、易疲勞等。

### 方　一

【方劑組成】熟地 15 克，炙黃芪 15 克，生白芍 10 克，當歸 10 克，炒白朮 12 克，陳皮 9 克，紅棗五個。

【製法與用法】取諸味藥加適量水共煎，第一次沸後微火再煎 20 分鐘，第二次微火煎 15 分鐘，合併兩次煎液約 400 ml，分早晚 2 次服用，1 日 1 劑，7 天為一療程。

【主治與功效】養血，補血。適用於缺鐵性貧血。

【方劑解釋】當歸、白芍、紅棗：「養血活血」；炙黃芪：「引氣」；熟地：「補血益腎；白朮、陳皮：」健脾和胃」（《中藥大辭典》）。

如果頭暈：加川芎 6 克；便溏：加炮薑 4.5 克；低熱：加銀柴胡 9 克；食慾減退：加雞內金 10 克。心悸寐差：加淮小麥 30 克、熟棗仁 10 克。輕度浮腫：加茯苓 15

克；陽虛明顯：加熟附片9克（先煎）；陰虛明顯：熟地改用生地，加熟女貞12克。

### 方 二

【方劑組成】熟地25克，山藥15克，仙茅10克，枸杞子20克，旱蓮草20克，山萸肉15克，當歸15克，黃芪30克，太子參20克，阿膠（烊化）15克。

【製法與用法】上藥加水約1500 ml，文火煎至200 ml。紗布過濾，再加水煎取100 ml，過濾去渣並兩次煎液共300 ml。1日3次，1次100 ml。飯後服用，同時沖服阿膠5克。

【主治與功效】補氣益血。適用於再生障礙性貧血。

【方劑解釋】熟地、山藥、山萸肉、枸杞子、旱蓮草：「滋補肝腎」；仙靈脾：「溫補腎陽，與上藥合用陰陽雙補」；當歸、黃芪，太子參、阿膠：「補氣益血」（《中藥大辭典》）。本方為純補之劑，對回升血紅蛋白、紅細胞、白細胞作用明顯。

### 方 三

【方劑組成】黃芪30克，當歸10克。

【製法與用法】水煎服。1日1劑分兩次服用，四週為一療程。

【主治與功效】健脾益氣、補血活血。適用於缺鐵性貧血。

【方劑解釋】黃芪：「治氣血雙虧，心悸乏力，症見頭暈目眩，少氣懶言，面色萎黃」；當歸：「本品甘溫質重，入心肝二經，功專補血養血，乃補血之聖藥」（《中藥學》）。

**方 四**

【方劑組成】生地、白芍、丹皮、續斷、杜仲各 9 克，甘草 3 克。

【製法與用法】水煎服。1 日 1 劑分 2 次服用，3 週為 1 療程。

【主治與功效】滋陰補血、活血散瘀。治療血小板減少性紫癜。

【方劑解釋】生地：「滋陰補血、清熱、涼血止血」；白芍：「養血柔肝」；丹皮：「清熱涼血、活血散瘀」；續斷：「通行百脈，能續絕傷而調氣血」；杜仲：「入肝補腎；」甘草：「調和諸藥」（《中藥大辭典》）。

**方 五**

【方劑組成】丹參、黃精各 10 克，茶葉 5 克。

【製法與用法】取三味共研細末，放入杯中，用沸水沖沏，代茶飲用，1 日 1 劑。

【主治與功效】補脾潤肺、補血活血。適用於白細胞減少症。

【方劑解釋】丹參：「養神定志，通利關脈……破宿血，補新生血」；黃精：「本品甘平，能補諸虛，填精髓」（《中藥學》）。

## 33 眩 暈

**眩暈**：眩即眼花或眼前發黑，視物模糊；暈即感覺自身或外界景物旋轉，站不穩，二者常同時並見，故統稱為眩暈，可由風、火、痰、虛等多種原因引起。

可見於現代醫學中的多種疾病，如耳性眩暈之美尼爾

氏病、迷路炎、內耳藥物中毒、位置性眩暈、暈動病等；腦動粥樣硬化，高血壓腦病，顱內占位性病變，感染性疾病及變態反應性疾病，高血壓，低血壓，陣發心動過速，頭部外傷後眩暈，神經官能症等等，以眩暈為主要表現者，均屬本病範疇。

症狀：臨床表現為患者自感眼花或眼前發黑，視物模糊，並感覺自身或外界景物旋轉，站不穩。

## 方 一

【方劑組成】天麻 50 克，向日葵盤 2 個。

【製法與用法】將天麻用酒浸透，曬乾研末，1 次服 15 克，用向日葵盤煎湯送服。

【主治與功效】息風止痙、祛風通絡。治肝陽上亢型眩暈，兼急躁益怒，面色潮紅等症。

【方劑解釋】天麻：「主頭風、頭痛、頭暈虛眩」；向日葵：「治頭痛目昏、牙痛、畏腹痛等」（《中藥大辭典》）。

## 方 二

【方劑組成】萊菔子 5 克，川芎 5 克，冰片 2.5 克。

【製法與用法】將萊菔子、川芎焙乾研極細粉，再加冰片研合混勻。每次取適量置於鼻腔內嗅之。注意藥粉應貯存於密閉容器內，以防冰片揮發而致藥力失效。

【主治與功效】降氣通竅。適用於各種類型的眩暈。

【方劑解釋】萊菔子：「下氣定喘，消食化痰，……治頭風」；川芎：「治諸風上攻，頭目昏重，偏正頭痛」；冰片：「通諸竅，散鬱火，去翳明目，消腫止痛」（《中藥大辭典》）。

方 三

【方劑組成】杜仲 50 克，胡桃肉 100 克，菊花 30 克。

【製法與用法】取三藥焙乾研細，每次服 20 克，一日服兩次。

【主治與功效】清熱疏風。主治腎精不足之眩暈，兼腰膝酸軟，遺精耳鳴等。

【方劑解釋】杜仲：「補肝腎，強筋骨，⋯⋯治高血壓」；胡桃肉：「補腎固精」；菊花：「疏風，清熱，解毒。治頭痛、眩暈、目赤」（《中藥大辭典》）。

方 四

【方劑組成】當歸 20 克，川芎 15 克，羊腦 1 個。

【製法與用法】將當歸、川芎焙乾研成細末，放入羊腦內，蒸熟，分早晚 2 次服用。

【主治與功效】補血和血，祛風止痛。治血虛眩暈，伴頭痛，面色蒼白等。

【方劑解釋】當歸：「補血和血，⋯⋯治血虛頭痛，眩暈」；川芎：「治諸風上攻，頭目昏重，偏正頭痛」；羊腦：「治風寒入腦，頭痛久不癒」（《中藥大辭典》）。

方 五

【方劑組成】優質白果仁 30 克。

【製法與用法】將白果研成細末，分成 4 等份，1 次服 1 份，每日早晚各服 1 份，溫開水送下。

【主治與功效】補氣養心。治美尼爾氏綜合徵。

【方劑解釋】白果：「補氣養心，益腎滋陰」（《中藥大辭典》）。此為一民間偏方，使用簡單。但注意多食白果易中毒，可出現頭痛、發熱、抽筋、煩躁不安、嘔

吐、呼吸困難等症狀。解毒可用生甘草 50 克，煎服；或用白果殼 30 克，煎服。

## 34 頭 痛

**頭痛：**是臨床上常見的自覺症狀，可以出現於多種急慢性疾病之中頭痛之因很多，但不外乎外感和內傷兩大類。外感頭痛包括三個證型：風寒頭痛是頭痛加風寒表證；風熱頭痛則頭痛加風熱表證，風濕則見頭痛加濕邪困脾之證。

內傷有五個證型：肝陽頭痛見肝陽上亢證；腎虛頭痛則見腎精不足證；氣血虧虛是氣血雙虧證；痰濁頭痛系痰濁中阻證；瘀血頭痛見痛有定處，痛如錐刺等證。

現代醫學一般把頭痛分為神經性頭痛、血管性頭痛、偏頭痛等。

**症狀：**頭痛發作時，患者自覺有重壓、緊箍、刺痛、脹痛感等，輕重常與工作疲勞、失眠、情緒不佳等有密切關係，有的還伴有眩暈。

### 方 一

【方劑組成】熟附子 2 枚，川芎 50 克，生薑 50 克，茶適量。

【製法與用法】取附子、生薑、川芎焙乾研末，每服5 克，茶水送下。1 日 2 次，或頭痛時服用。

【主治與功效】補陽溫中，祛寒止痛。適用於陽虛外感風寒頭痛。

【方劑解釋】附子：「補陽溫中，本品辛甘大熱，其性善走，補命門益先天真火以暖脾土，壯元陽助五臟陽氣

以散寒凝，故能化氣行水，通陽散結、祛寒止痛、扶陽攝血、溫中止瀉、助陽發表」；川芎：「中風入腦、頭痛，寒痹，筋攣緩急」；生薑：「溫肺解表，外感風寒：感寒而致頭身疼痛，發熱惡寒者」。茶「清頭目，除煩渴，化痰，消食，利尿，解毒。治頭痛而目昏」（《中藥大辭典》）。

### 方 二

【方劑組成】白芷 15 克，天麻 10 克，防風 10 克，荊芥 10 克。

【製法與用法】取諸藥焙乾共研末，分早、中、晚 3 次服用。

【主治與功效】祛風解表。適用於風寒頭痛。

【方劑解釋】白芷：「本品辛能行散，溫能祛寒，芳香走竄，能通竅止痛，尤適用於風、寒、濕邪阻滯所致竅閉及疼痛症」；天麻：「本品既熄肝風，又平肝陽，為治眩暈、頭痛之要藥」；防風：「本品性善上行，又可散邪發鬱，常用治頭面五官諸症……能發散解表，勝濕止痛，祛風解痙」；荊芥：「本品乃辛散輕揚之劑，可上行於頭面，疏散外邪，用於頭痛目赤，耳腫咽啞之症」（《中藥學》）。

### 方 三

【方劑組成】石膏、荊芥各等分，茶適量。

【製法與用法】石膏、荊芥研末，每服 10 克，茶送下。

【主治與功效】清熱降火。適用於風熱頭痛。

【方劑解釋】石膏：「清熱降火，本品氣味具薄，體重沉降，為強有力的清熱瀉火之品，能清肺熱，瀉胃火，除濕熱，祛暑氣，散鬱熱」；荊芥：「本品乃辛散輕揚之

劑，可上行於頭面，疏散外邪，用於頭痛目赤，耳腫咽啞之症」（《中藥學》）。

方 四

【方劑組成】生石決 30 克（先煎），鉤藤 15 克（後入），生地 15 克，生白芍 12 克，菊花 19 克，白蒺藜 12 克，地龍乾 10 克。

【製法與用法】取石決先煎，再取餘藥（鉤藤除外）加水煎煮兩次（第二次加入鉤藤）。過濾去渣並兩次煎液共 300 ml。分 1 日 2 次服用。

【主治與功效】重鎮潛陽，通絡熄風。適用於神經性頭痛。

【方劑解釋】生石決：「重鎮潛陽」；白蒺藜、菊花：「清肝熱、平肝陽」；生地、白芍：「滋陰養血」；鉤藤：地龍乾：「通絡熄風」（《中藥大辭典》）。

　　如果肝火偏盛：加龍膽草 9 克、生甘草 3 克；痰濁上擾：加製半夏 10 克、明天麻 10 克；陰虛火旺：加知母 12 克、黃柏 10 克；久痛入絡：加丹參 15 克、桃仁 10 克；夜寐不安：加熟棗仁 10 克、淮小麥 30 克；煩躁不寧：加百合 12 克、麥冬 10 克。

方 五

【方劑組成】丹參 15 克，川芎 9 克，白芷 9 克，地龍乾 12 克，天麻 10 克，蜈蚣 9 克，全蠍 9 克（蜈蚣、全蠍兩味研細末，分 1 日 3 次吞服）。

【製法與用法】取諸味藥加適量水共煎，第一次沸後微火再煎 20 分鐘，第二次微火煎 15 分鐘，合併兩次煎液約 400 ml，分 2 次服用，服用時與蜈蚣、全蠍粉末同服。1

常見病精選驗方解

日 1 劑。

【主治與功效】祛風，解痙，止痛。適用於偏頭痛。

【方劑解釋】白芷：「祛風、散寒、止痛」；丹參、川芎：「活血、行氣、祛瘀」；天麻、地龍乾、蜈蚣、全蠍：「搜風，通絡，解痙，以加強止痛之力」（《袖珍中醫處方》）。

如果寒盛：加細辛 3 克、羌活 9 克；祛火：加菊花 10 克、生石膏 30 克（打）；挾痰：加陳膽星 9 克、陳皮 9 克；瘀滯：加紅花 9 克、桃仁 10 克；血虛：加當歸 10 克、生白芍 12 克。

### 方 六

【方劑組成】白芍、鉤藤、川芎各 30 克，細辛 15～18 克，生石決明 60 克。

【製法與用法】取石決明先煎，再取諸味藥加適量水共煎，第一次沸後微火再煎 20 分鐘，第二次微火煎 15 分鐘，合併兩次煎液約 400 ml，分 2 次服用，1 日 1 劑。個別重症可增加半劑，即按上方劑量加服 1 次。頭痛控制後，再續服 3～5 劑，持續用藥一般不超過半個月。

【主治與功效】有平肝潛陽，活血止痛。適用於血管性頭痛。

【方劑解釋】方中藥僅五味，然而用量皆重，可謂力專功著。石決明、鉤藤：「平肝潛陽，熄風」；川芎：「上行頭目，善祛血中之風」；白芍：「益陰柔肝止痛」；細辛：「祛風散寒，行水開竅」（《中藥大辭典》）。

方中細辛用於散劑不宜過 5 克，然用於湯劑卻可過 5 克，此已為臨床和實驗所證實，本方中用至 18 克，未見明

顯副作用，該藥有良好的止痛效力。

## 35 失　眠

**失眠：**是指經常不易入眠，或寐而易醒，甚至徹夜難眠。多由於外感或內傷等病因，致使心、肝、膽、脾、胃、腎等臟腑功能失調，心神不安所致。

**症狀：**患者常表現有心煩、失眠、頭暈耳鳴，甚則五心煩熱，多汗等症。

### 方 一

【方劑組成】五味子100克，白酒500克。

【製法與用法】將五味子浸入白酒內，一週後，每晚睡覺前依據酒量服用。

【主治與功效】寧心安神。治各種虛症之不寐。

【方劑解釋】五味子：「治療神經衰弱，能使患者失眠、頭痛、頭暈、眼花、心跳、遺精等症狀消失或改善，從而恢復健康」（《中藥大辭典》）。

### 方 二

【方劑組成】朱砂5克，磁石10克，豬心1個。

【製法與用法】將朱砂、磁石研極細，裝入豬心中，蒸熟食之，分早、晚2次服。

【主治與功效】安神定驚。適用於陰虛火旺之失眠、心悸、怔忡、五心煩熱、舌紅脈細數等。

【方劑解釋】朱砂：「安神、定驚、明目、解毒。治癲狂、驚悸、心煩、失眠、眩暈、目昏、腫毒、瘡瘍、疥癬」；磁石：「潛陽納氣、鎮驚安神」（《中藥大辭典》）。

### 方 三

【方劑組成】棗仁 25 克，夜交藤 50 克，五味子 50克，高粱米 50 克。

【製法與用法】取四藥共研為細末，每服 15 克，日服3 次。

【主治與功效】通絡祛風、養心安神。適用於各種虛證之不寐，有頭暈，健忘等。

【方劑解釋】棗仁：「血不歸脾而睡臥不寧者，宜用此大補心脾，則血歸脾而五臟安和，睡臥自寧」；夜交藤：「養心、安神、通絡、祛風。治失眠、勞傷、多汗」；五味子：「治療神經衰弱，能使患者失眠、頭痛、頭暈、眼花、心跳、遺精等症狀消失或改善，從而恢復健康」；高粱米：「益中、利氣、止泄、去客風頑痺」（《中藥大辭典》）。

### 方 四

【方劑組成】百合 30 克，白芍 12 克，白薇 12 克，白芷 12 克。

【製法與用法】取諸味藥加適量水共煎，第一次沸後微火再煎 20 分鐘，第二次微火煎 15 分鐘，合併兩次煎液約 300 ml，1 日分早晚 2 次服用，7 天為 1 療程。

【主治與功效】安中益氣、清心安神。適用於神經衰弱性失眠。

【方劑解釋】百合：「潤肺止咳，清心安神」；白芍：「養血柔肝，緩急止痛」；白薇：「安中益氣，清旭獲，除血熱」；白芷：「上行頭目，下抵腸胃，中達肢體，遍通肌膚以至毛竅，而利泄邪氣」（《中藥大辭典》）。

## 方 五

【方劑組成】白芍、當歸、熟地、玄參各 30 克，柴胡、石菖蒲各 3 克。

【製法與用法】取諸味藥加適量水共煎，第一次沸後微火再煎 20 分鐘，第二次微火煎 15 分鐘，合併兩次煎液約 400 ml，每日下午 3 點和晚 8 點各服 1 次。連服 3～5 天。

【主治與功效】滋陰降火、除煩安神。適用於頑固性失眠。

【方劑解釋】白芍：「養血柔肝，緩急止痛」；當歸：「調益榮衛，滋養氣血」；玄參：「滋陰、降火、除煩、解毒」；熟地：「補血虛不足，通血脈，益力氣」；柴胡：「治五心煩熱，血虛勞倦」；石菖蒲：「舒心氣、暢心神、怡心情、益心志」（《中藥大辭典》）。

## 36 風濕、類風濕性關節炎

風濕、類風濕性關節炎：是一種以關節滑膜炎為特徵的慢性全身性自身免疫性疾病。滑膜炎持久反覆發作，可導致關節內軟骨和骨的破壞，關節功能障礙，甚至殘廢。中醫稱風濕為「痹症」：凡人體肌表經絡遭受風寒濕邪侵襲後，使氣血運行不暢引起筋骨、肌肉、關節等處疼痛、酸楚、麻木和關節腫大屈伸不利。

症狀：風濕性關節炎表現為關節疼痛，呈多發性，游走性，或較固定，可伴有發熱，關節紅腫灼熱，軀體或皮膚出現環形紅斑。類風濕性關節炎起病遲緩，關節症狀出現前，可有乏力、低熱、食慾減退、手足發冷等前驅症

狀。關節病痛多呈遊走性、對稱性，常從四肢遠端多發性小關節開始，以後逐漸累及其他關節。受累的關節呈棱形腫脹，清晨僵硬，活動受限，關節功能逐漸喪失。

### 方 一

【方劑組成】吳茱萸 100 克，乳香 10 克，沒藥 10 克，黃酒適量。

【製法與用法】取三藥焙乾共研末，黃酒拌勻，炒熱敷患處，外裹油紙（或膠紙），涼則再炒再敷之。

【主治與功效】散寒止痛。主治風、寒、濕痹痛。

【方劑解釋】吳茱萸：「散寒止痛，本品辛溫暖脾胃而散寒邪，則中自溫、氣自下，而諸症悉除。其主除濕血痹，解鬱滯，除寒濕」；乳香：「本品辛散溫通，既能活血化瘀，又能行氣散滯，為氣滯血淤病症常用之品，用於血瘀氣滯，心腹諸痛，風濕痹痛，跌打損傷」；沒藥：「以散瘀止痛之功見長，淤血阻滯者多用之」（《中藥學》）。

### 方 二

【方劑組成】當歸 20 克，熟地 10 克，川芎 15 克，白芍 15 克，防風 20 克，獨活 20 克，秦艽 15 克，牛膝 10 克。

【製法與用法】取諸味藥加適量水共煎，第一次沸後微火再煎 20 分鐘，第二次微火煎 15 分鐘，合併兩次煎液約 400 ml，1 日分早、晚 2 次服用。

【主治與功效】祛風散寒、通絡止痛。主治行痹（以風邪侵犯為主，以關節疼痛，游走不定為特徵稱之為行痹）。適用於關節疼痛，痛感游走不定。

【方劑解釋】前四味藥即四物湯，有養血補血，活血

行血之功，又具補血而不滯，行血而不破的特點。防風：
「本品辛溫，祛風散寒，勝濕止痛，消腫散結，常用於風
濕痹症，跌打損傷，肢節腫痛諸症」；獨活：「本品辛散
苦燥，氣香溫通，具有良好的祛風濕，止痹痛作用，為祛
風濕主藥」；秦艽「善祛風濕，通絡止痛，為治痹症常用
藥，風濕痹痛無問寒熱新久，均可隨症配伍應用」；牛
膝：「主寒濕痿痹，四肢拘攣，膝痛不可屈伸，逐血氣，
……偏於活血化瘀，通利關節」（《中藥學》）。

### 方 三

【方劑組成】當歸 20 克，熟地 15 克，川芎 15 克，白
芍 15 克，牛膝 15，麻黃 10 克，附子 10 克，白花蛇 10
克。

【製法與用法】取諸味藥加適量水共煎，第一次沸後
微火再煎 20 分鐘，第二次微火煎 15 分鐘，合併兩次煎液
約 400 ml，1 日分早、晚 2 次服用。

【主治與功效】宣通經絡、去濕止痛。治痛痹（以關
節疼痛較劇，痛有定處為特徵稱之痛痹），適用於關節疼
痛較劇，痛處不移。

【方劑解釋】此方為四物湯加減的組方。牛膝：「風
寒濕痹，阻經脈氣血所致的周身關節疼病，肌膚麻木不
仁，關節屈伸不利者，用之通血脈利關節」；麻黃：「風
濕痹痛：風濕襲於皮腠筋肉，而致發熱，身煩痛，難於轉
側者，用之祛風除濕，宣通經絡」（《中藥學》）。

附子：「本是辛溫大熱，其性善走，故為十二經純陽
之要藥，外則達皮毛而除表寒；裏則達下元而溫痼冷，徹
內徹外，凡三焦經絡，諸臟諸腑，果有真寒，無不可

治」；白花蛇「祛風濕，透筋骨，定驚搐。治風濕癱瘓，骨節疼痛」（《中藥大辭典》）。

### 方 四

【方劑組成】桂枝 6～9 克，秦艽 10 克，威靈仙 12 克，製川烏 6～9 克（先煎），雞血藤 12 克，豨薟草 30 克。

【製法與用法】取諸味藥加適量水共煎，第一次沸後微火再煎 20 分鐘，第二次微火煎 15 分鐘，合併兩次煎液約 400 ml，1 日分早、晚 2 次服用。

【主治與功效】祛風除濕、通絡止痛。主治風濕性關節炎。

【方劑解釋】桂枝、製川烏：「祛風散寒，溫經止痛」；秦艽、威靈仙、豨薟草：「祛風除濕，舒筋通絡」；雞血藤：「補血、行血活絡」；甘草：「緩解川烏毒」（《袖珍中醫處方》）。

如果發熱：加銀花 15 克、連翹 10 克；風勝：加羌活 9 克、海風藤 12 克；濕勝：加蒼朮 9 克、生苡仁 30 克；寒勝：加製草烏 6～9 克（先煎）、細辛 3 克；化熱：去川烏，加生石膏 30～60 克（打、先煎）、知母 12 殼、桑枝 30 克；上肢痛：加防風 9 克、片薑黃 9 克；下肢痛：加獨活 9 克、牛膝 12 克；出現環狀紅斑：去桂枝、川烏，加大豆卷 10 克、生地 15 克、丹皮 10 克。

### 方 五

【方劑組成】當歸 10 克，赤芍 l0 克，桂枝 9 克，生苡仁 30 克，地龍乾 12 克，炮山甲 12 克。另：三七粉 0.9 克，製馬錢子粉 0.06 克（吞服）。

【製法與用法】取諸味藥加適量水共煎，第一次沸後微火再煎 20 分鐘，第二次微火煎 15 分鐘，合併兩次煎液約 400 ml，分早、晚 2 次與三七粉 0.9 克、製馬錢子粉 0.06 克一起吞服（馬錢子粉有毒，不能過量）。

【主治與功效】活血行瘀、舒筋止痛。主治類風濕性關節炎。

【方劑解釋】當歸、赤芍、三七：「活血行瘀」；桂枝、生苡仁：「祛風利濕」；地龍乾、炮山甲、馬錢子：「活血消腫，通利經絡、舒筋止痛」（《袖珍中醫處方》）。

如果氣短疲乏：加炙黃芪12 克、黨參 12 克；貧血明顯：加熟地 12 克、雞血藤 12 克；腎虛腰酸：加桑寄生 30 克、杜仲 12 克、淮牛膝 12 克；肌肉萎縮：加白朮 12 克、淮山藥 18 克、茯苓 12 克。

## 37 痛 風

常見病精選驗方解

**痛風：**是機體對嘌呤代謝紊亂所致的疾病。其臨床特點為高尿酸血症伴痛風性急性關節炎反覆發作，痛風石沉積。痛風石性慢性關節炎和關節畸形，常累及腎臟引起慢性間質性腎炎和尿酸、腎結石形成。

**症狀：**臨床表現血尿酸濃度增高；反覆發作關節炎；尿酸鈉鹽沉積在關節周圍引起嚴重關節損害；腎病，可累及腎小球、腎小管、間質組織和血管；尿路結石。

痛風合併有腎病者極多見，腎損害程度可重可輕。患病率隨年齡而漸增，多見於 30 歲以上的中年肥胖男性，男女之比約為 20：1，女性很少發病。

## 方 一

【方劑組成】莢蓉葉、生大黃、紅豆各等份。

【製法與用法】取三藥焙乾共研極細末；按 4：6 之比例加入凡士林調和為膏，敷於患處，1 日 1 次。

【主治與功效】祛濕、行瘀、解毒、消腫。治急性痛風性關節炎。

【方劑解釋】芙蓉葉：「祛風濕」；生大黃：「瀉熱毒，破積滯，行淤血」；紅豆：「利水除濕，和血排膿，消腫解毒」（《中藥大辭典》）。

## 方 二

【方劑組成】車前子 15 克，秦艽 12 克，威靈仙 12 克，川牛膝 12 克，忍冬藤 12 克，地龍 12 克，黃柏 10 克，山慈菇 10 克，甘草 6 克。

【製法與用法】取諸味藥加適量水共煎，第一次沸後微火再煎 20 分鐘，第二次微火煎 15 分鐘，合併兩次煎液約 400 ml，1 日分早、晚 2 次服用。

【主治與功效】清熱解毒、舒筋通絡。急性痛風性關節炎。

【方劑解釋】車前子：「利水，清熱」；秦艽：「祛風除濕，和血舒筋，清熱利尿」；威靈仙：「祛風除濕，舒筋通絡」；牛膝「風寒濕痹，阻經脈氣血所致的周身關節疼病，肌膚麻木不仁，關節屈伸不利者，用之通血脈利關節」；忍冬藤：「清熱，解毒，通絡」；地龍：「清熱，通絡」；黃柏：「清熱、燥濕，瀉火，解毒」；山慈菇：「治瘡腫」；甘草：「調和諸藥」（《中藥大辭典》）。

一、內科

**方三**

【方劑組成】新鮮車前草 30 克。

【製法與用法】清水煎服，日服 1 次。

【主治與功效】祛風、解毒。治痛風

【方劑解釋】車前草：「祛風毒」（《中藥大辭典》）。注意：痛風病人，要禁食動物內臟（心、肝、腎、腦等）或海鮮品，因此類食物含嘌呤量高。

## 38　癲　癇

癲癇：是一種慢性的、反覆出現的發作性疾患，是多種原因引起的腦功能障礙的徵候。癲癇的發作呈陣發性、暫時性腦功能障礙，是腦的神經元群反覆性過度放電的結果。根據腦內異常放電的部位和範圍不同，臨床上表現出來的發作症狀也有相應的不同。

發作的範圍或為部分性或為全身性；發作的形式可為一過性的意識障礙，運動性抽搐，也可表現為感覺異常，植物神經功能紊亂，感覺、情感異常或精神行為的異常，俗稱「羊角風」。

**症狀：**癲癇發作時表現為精神恍惚，甚則突然仆倒，昏不知人，口吐涎沫，兩目上視，四肢抽搐，或口中發出如豬羊叫聲，移時蘇醒。本病發作特點具有突然、短暫、反覆三個特點。

**方一**

【方劑組成】全蠍 50 克，蜈蚣 50 克，冰片 25 克，僵蠶 50 克。

【製法與用法】僵全蠍去頭足，與其餘藥共研細末，1

次服 5 克，1 日服 2 次。

【主治與功效】祛風、定驚。治各種實症癲癇。

【方劑解釋】全蠍：「祛風、止痙、通絡、解毒。治驚風抽搐、癲癇、中風、華身不遂、口眼喎斜、偏頭痛、風濕痹痛、破傷風、淋巴結結核、風疹瘡腫」；蜈蚣：「祛風、定驚、攻毒、散結。治中風，驚癇、破傷風」；冰片：「通諸竅，散鬱火，去翳明目，消腫止痛。治中風口噤、熱病神昏、驚癇痰迷、氣閉耳聾」；僵蠶：「祛風解痙，化痰散結。治中風失言、驚癇、頭風」（《中藥大辭典》）。

### 方 二

【方劑組成】地龍 15 克，黃瓜藤 100 克。

【製法與用法】將地龍焙黃研末，頓服，黃瓜藤煎湯送下，1 日服 2 次。

【主治與功效】清熱、祛痰、鎮痙。治各種癲癇症，以痰熱癲癇最宜。

【方劑解釋】地龍：「清熱、平肝、止喘、通絡。治高熱狂躁、驚風抽搐、風熱頭痛、目赤、中風半身不遂」；黃瓜藤：「祛痰鎮痙，治癲癇」（《中藥大辭典》）。

### 方 三

【方劑組成】珍珠母 20 克，代赭石 30 克，朱砂 20 克。

【製法與用法】取三藥共研細末，1 次服 5 克，1 日服 3 次。

【主治與功效】鎮心安神。治痰火內盛之癲癇，兼煩躁易怒，口苦舌紅等症。

【方劑解釋】珍珠母：「平肝、潛陽、定驚、止血。治頭眩、耳鳴、心悸、失眠、癲狂、驚癇、吐血」；代赭石：「養氣血，平肝火」（《中藥大辭典》）；朱砂「本品質重而鎮，有鎮驚止痙之功。故可用治溫熱病，熱入心包或痰熱內閉所致的高熱煩躁，神昏譫語，驚厥抽搐」有「鎮心安神，清熱解毒」之功（《中藥學》）。

## 方 四

【方劑組成】紫河車 1 個，朱砂 20 克，琥珀 10 克。

【製法與用法】將紫河車焙乾，與朱砂、琥珀共研細末，每服 25 克，日服 2 次。

【主治與功效】養血益氣、鎮驚安神。治心腎虧虛之癲癇，伴有健忘、心悸、頭暈目眩、腰膝酸軟等症。

【方劑解釋】紫河車：「之虛損勞極，癲癇，失志恍惚，安心養血，益氣補精」；琥珀：「鎮驚安神，散瘀止血，利水通淋。治驚風癲癇，驚悸失眠」（《中藥大辭典》）；朱砂：「本品質重而鎮，有鎮驚止痙之功。故可用治溫熱病，熱入心包或痰熱內閉所致的高熱煩躁，神昏譫語，驚厥抽搐」有「鎮心安神，清熱解毒」之功（《中藥學》）。

# 二、外　科

## 1　疔

**疔：**亦稱疔瘡，是發展迅速，而危險較大的一種疾病。多發於顏面，手足等處。

**症狀：**發生在顏面處稱顏面疔，發生在手足部位稱手足疔，初起局部呈粟粒樣膿頭，漸紅、腫、熱、痛，腫塊漸大，頂突根深堅硬、疼痛加劇，後至破潰。

手足疔可發生於手、足甲下、掌面等部位。如皮下隱見紅絲上竄的叫紅絲疔，感染灶有一條「紅線」向心性伸延，附近淋巴結腫大、壓痛，伴發熱，周身不適等全身中毒症狀，現代醫學稱之急性淋巴管炎。

### 方一

【方劑組成】野菊花 50 克，馬齒莧 50 克，地丁 50 克，泉水適量

【製法與用法】取泉水適量煎上三味藥，分早、晚 2 次服用。

【主治與功效】清熱解毒、涼血消腫。治各種疔瘡。

【方劑解釋】野菊花：「本品辛散苦降，功能清熱瀉火，解毒利咽，消腫止痛，為治外科疔癰之要藥」；馬齒莧：「本品具有清熱解毒，涼血消腫之效。用於血熱毒盛，癰腫瘡瘍，丹毒腫痛」（《中藥學》）；地丁：「主治一切癰疽發背，疔腫瘰癧，無名腫毒，惡瘡」（《中藥

大辭典》）。

## 方 二

【方劑組成】鹿角 100 克，豬膽汁適量。

【製法與用法】將鹿角燒灰，用豬膽汁調成糊狀，塗患處。

【主治與功效】解熱毒、消疔瘡。適用於各種疔瘡。

【方劑解釋】鹿角：「治疔患瘡癰腫熱毒等」；豬膽汁：「治……癰腫疔瘡」（《中藥大辭典》）。鹿角尖而銳，性善破癰腫，又為血肉有情之品，為瘡家要藥；豬膽汁味苦性寒，寒則清熱，苦則泄火，故可療一切疔瘡。

## 方 三

【方劑組成】豬膽 1 個，冰片 1.5 克，炙蜈蚣 1 條。

【製法與用法】將後兩味藥研細納如豬膽汁內攪勻，再將患指套浸於豬膽汁內，每日 1～2 次。

【主治與功效】攻毒散結、消腫止痛。適用於手指蛇頭疔初起，局部紅腫灼熱。

【方劑解釋】豬膽汁：「治……癰腫疔瘡」；冰片：「散鬱火，消腫止痛」；蜈蚣：「攻毒，散結」（《中藥大辭典》）。若見寒戰高熱證時，可加服黃連解毒湯等。

## 方 四

【方劑組成】鮮艾葉 20 克，鮮蒲公英 20 克。

【製法與用法】用消毒後的大針，橫截紅線所到之處（即於紅絲所到之處刺之），令其出血，後將艾葉、鮮蒲公英搗爛敷之。

【主治與功效】去火、解毒。適用於紅絲疔。

【方劑解釋】艾葉：「治……癰瘍疥癬」；蒲公英：

「清熱解毒，用於疔癰瘡癤」（《中藥大辭典》）。

**方　五**

【方劑組成】大黃 25 克，冰片 1 克，蟾酥 1 克，雞蛋清適量。

【製法與用法】將大黃、冰片、蟾酥共研末，以雞蛋清調和，塗於患處。

【主治與功效】清熱、解毒、祛瘀、散結。適用於紅絲疔。

【方劑解釋】大黃：「瀉下攻積，清熱瀉火，解毒，止血，活血祛瘀、消腫散結」單行伍用皆可，內服外用均宜；冰片：「本品有清熱解毒，生肌斂瘡作用」；蟾酥「本品有毒，能以毒攻毒，故有良好的解毒消腫作用……治惡毒疔瘡等」（《中藥學》）。

**方　六**

【方劑組成】白薇 30 克，蒼朮 10 克。

【製法與用法】取上藥加水兩碗，煎成 1 碗，一次頓服，藥渣搗碎敷患處。1 日 1 劑，連服 2～3 日。

【主治與功效】清熱、行瘀。適用於紅絲疔。

【方劑解釋】白薇：「清熱，涼血」；蒼朮：「行瘀，開鬱，去漏，化癖」（《中藥大辭典》）。

**2　癤**

癤：是一種生於皮膚淺表的急性化膿性疾患。

症狀：癤隨處可生，皮膚色紅，灼熱，疼痛，突起根淺，腫勢局限，範圍多在 3～6 公分左右，出膿即癒是其特點。現代醫學認為癤腫是毛囊感染所引起的急性炎症，

紅、腫、熱、痛，四症俱全。

## 方 一

【方劑組成】雄黃 5 克，生甘草 15 克，蟾蜍 2.5 克，白礬 5 克，醋適量。

【製法與用法】將四味藥焙乾共研細末，醋調如糊狀，敷患處。乾後復以醋調再敷。

【主治與功效】解毒祛瘀。適用於各種癤、癰。

【方劑解釋】雄黃：「主寒熱鼠瘺惡瘡，疽痔死肌」；生甘草：「治……癰疽瘡痛」；蟾蜍：「主癰疽，疔腫瘰癧，一切惡瘡頑癬」；白礬：「治癰疽疔腫惡（《中藥大辭典》）。

## 方 二

【方劑組成】金銀花 50 克，野菊花 30 克。

【製法與用法】二味同煎，沸後即止，去渣以湯代茶，一日飲盡，次日再飲，連飲數日。

【主治與功效】清熱、化毒。適用於癤發於周身多處，久治不癒者。

【方劑解釋】金銀花「善於化毒，故治癰疽、腫毒、瘡癬、楊梅、風濕諸痛，誠為要藥」；野菊花：「治癰腫療毒、瘰傷眼瘡」（《中藥大辭典》）。方一、方二可同時內服、外用，效果更好。

## 方 三

【方劑組成】蛇蛻 0.5 克。

【製法與用法】將蛇蛻剪成細末，加雞蛋 1 個攪拌均勻，放入少量豆油（不加鹽）煎炒，晚臨睡時頓服。1 日 1 劑，6 日為 1 療程。化膿者局部須同時覆蓋消毒敷料。

常見病精選驗方解

【主治與功效】祛風、解毒。治多發性癤腫。

【方劑解釋】蛇蛻：「汁疗瘡，癰腫、瘰癧，腮腺炎等」（《中藥大辭典》）。

## 3 癰

癰：多由火熱之毒，壅塞皮下肌肉的經絡而成，多發於中老年人，病變部位常在項、頸、腰、背，故又有「砍頭瘡」、「搭背」之稱。

**症狀**：患處初起輕微紅腫、灼熱，迅速向周圍擴大，表面堅硬，緊張，疼痛較劇，中央進一步形成多個毛囊感染，狀似蜂窩，逐漸溶合成片，形成大片潰瘍之創面。伴惡寒發熱或寒戰高熱、全身乏力等。

### 方 一

【方劑組成】青黛 5 克，馬齒莧 25 克，白礬 10 克。

【製法與用法】將鮮馬齒莧搗爛如泥，青黛、白礬研末，以馬齒莧泥調和敷患處，1 日換 1 次。

【主治與功效】散結消腫。適用於潰爛癰。

【方劑解釋】青黛：「風熱驚癇、疳毒、丹熱癰瘡、蛇犬等毒」；馬齒莧：「清熱解毒，散結消腫，治癰腫、惡瘡、丹毒」；白礬：「解毒、止血、殺蟲，治瘡痔疥癬」、「敷膿瘡收水」（《中藥大辭典》）。

### 方 二

【方劑組成】煆石膏 30 克，炮山甲 10 克。

【製法與用法】二藥研末，撒於患處。

【主治與功效】排膿消腫、斂瘡生肌。適用於潰癰後腐肉不脫。

【方劑解釋】炮山甲：「本品能活血消癥，消腫排膿，對於癰痛腫毒，未成膿者可使之消散，已成膿者可使之潰散，為治療瘡瘍腫痛要藥」；煆石膏：「本品煆用有清熱收濕，斂瘡生肌，收斂止血之效。用於瘡瘍潰爛，久不收口……等」（《中藥學》）。

## 方 三

【方劑組成】金銀花 100 克，當歸 15 克，蒲公英 100 克，大青葉 50 克。

【製法與用法】取上藥加水適量煎兩次，合併煎液約 500 ml，分早晚 2 次服用。

【主治與功效】清熱解毒，消腫止痛。適用於癰潰或未潰者。

【方劑解釋】金銀花：「善於化毒，故治癰疽、腫毒、瘡、楊梅、風濕諸毒，誠為要藥。毒未成者能散，毒已成看能潰」；大青葉：「治瘟疫熱毒發狂，風熱斑疹，癰瘍腫痛」；蒲公英：「其性涼，治一切疔瘡、癰瘍、紅腫熱毒諸症，可服可敷，頗有應驗」；當歸：「其味甘而香，故以能補血，其氣輕而辛，故又能行血，補中有動，行中有補，誠血中之氣藥，亦血中之聖藥也」（《中藥大辭典》）。全方以雙花、公英、大青葉清熱解毒為主，且量大力專；以一味當歸補血以行血，寓以通則不痛之意。

## 方 四

【方劑組成】金銀花、黃柏各 30 克，大黃、芙蓉花（或葉）各 20 克。

【製法與用法】將上述諸藥焙乾研細，加開水適量調成糊狀，敷於患處，每日換藥 2 次。

【主治與功效】清熱解毒，消腫排膿。治癰腫，適用於蜂窩組織炎症。

【方劑解釋】金銀花：「善於化毒，故治癰疽、腫毒、瘡、楊梅、風濕諸毒，誠為要藥。毒未成者能散，毒已成看能潰」；黃柏：「清熱解毒」；大黃：「瀉熱毒，破積滯，行淤血」；芙蓉花：「消炎解毒，消腫排膿」（《中藥大辭典》）。

## 方　五

【方劑組成】花蜘蛛 40 克，冰片 5 克，樟腦 5 克，公丁香 5 克。

【製法與用法】先將花蜘蛛焙乾研粉，再將餘藥研粉，伴勻，裝瓶備用。使用時，按常規清潔創面，消毒。將藥粉塞入竇道內，再用傷濕膏封閉；如有死骨，先取出再塞藥。如無破潰，用本散外敷，傷濕膏固定，一般 2～3 日換藥 1 次（膿多者，可 1 日換藥 1 次），10～20 次為 1 療程。

【主治與功效】祛風解毒，消腫止痛。治慢性骨髓炎性癰腫。

【方劑解釋】蜘蛛：「祛風，消腫，解毒」；冰片：「可用於瘡癰腫毒和濕疹」；樟腦：「通竅，殺蟲，止痛，辟穢」；丁香：「治癰疽惡肉」（《中藥大辭典》）。

## 4　褥　瘡

**褥瘡**：是由於久病臥床，患部受壓摩擦而形成難癒之潰瘍，俗稱「席瘡」。主要為重病或慢性消耗性疾病引起的併發症，與季節、年齡、性別無關。

症狀：受壓部位初起紅斑，繼而潰爛、壞死，甚者累及皮下組織、肌肉、骨骼。

方 一

【方劑組成】生大黃、煆石膏各 40 克，雲南白藥 10 克。

【製法與用法】將大黃焙乾與煆石膏共研細末，過細篩，120℃乾燥滅菌。與雲南白藥混勻，裝瓶備用。瘡面常規消毒後，撒滿該藥，外敷消毒紗布固定。

【主治與功效】清熱解毒、斂瘡生肌。適用於Ⅲ度、Ⅳ度較大面積深度潰瘍期褥瘡，且瘡面有濃汁及一些壞死組織。

【方劑解釋】大黃：「火熱結毒發為疔癰瘡瘍和腸癰痔瘡者，用此清熱解毒、消腫散結，單行伍用皆可，內服外用均宜」；煆石膏：「本品煆用有清熱收濕，斂瘡生肌，收斂止血之效。用於瘡瘍潰爛，久不收口……等」（《中藥學》）。配以雲南白藥，具有消炎、止痛、祛腐、生肌之效。

方 二

【方劑組成】生大黃、滑石粉等量。

【製法與用法】將大黃焙乾研細，過細篩，與滑石粉混勻，120℃乾燥滅菌，裝瓶備用。用時先將瘡面洗淨、消毒、拭乾，再撒上藥粉，重者 1 日撒 3 次，輕者，1 日 1 次，用消毒紗布固定。

【主治與功效】清熱、滲濕、散結。治褥瘡。

【方劑解釋】大黃：「火熱結毒發為疔癰瘡瘍和腸癰痔瘡者，用此清熱解毒、消腫散結，單行伍用皆可，內服外

用均宜」；滑石粉：「清熱，滲濕」（《中藥大辭典》）。

方　三

【方劑組成】卷柏、明礬各 1 份，地榆 2 份。

【製法與用法】取三藥焙乾共研細末，過細篩，120℃乾燥滅菌後裝瓶備用。用時先將瘡面洗淨、消毒、拭乾，再撒上藥粉，1 日 1 次，用消毒紗布固定。

【主治與功效】解毒、燥濕、生肌。治褥瘡。

【方劑解釋】卷柏：「生用破血，炒用止血」；明礬：「燥濕，解毒，煅用生肌卻水」；地榆：「涼血、止血，清熱解毒」（《中藥大辭典》）。

方　四

【方劑組成】紅花 30 克，赤芍 30 克，75％酒精 1000 ml。

【製法與用法】取二藥入密閉容器內，加酒精浸泡 1 週，塗搽患處，1 日數次。

【主治與功效】活血通經，祛瘀止痛。適用於未潰爛的褥瘡或用於褥瘡預防。

【方劑解釋】紅花：「活血通經，祛瘀止痛」；赤芍：「散淤血，清血熱」（《中藥大辭典》）。

## 5　燒、燙傷

**燒、燙傷**：是指因沸水、蒸氣、火焰、電光、化學物質等多種因素作用於機體而引起的一種急性損傷性疾患。

**症狀**：本病雖損害多在皮膚，然亦可傷及肌肉，甚至骨骼。輕者，僅局部「熱勝肉腐」而成瘡，尚無全身反應；重者，不僅「皮焦肉捲」，可因機體脫水、瘡面感

二、外科

染、疼痛引起全身反應，甚至危及生命。

方 一

【方劑組成】煅石膏 25 克，石灰 20 克，冰片 10 克，米醋適量。

【製法與用法】將三藥共研細末，用米醋調成糊狀，塗敷患處，乾後再敷。

【主治與功效】清熱、祛腐、定痛。治燒、燙傷。

【方劑解釋】煅石膏：「外用於瘡瘍潰而不斂，濕疹，水火燙傷等，有清熱，收斂之效」；石灰：「燥濕，殺蟲，止血，定痛，蝕惡肉。治疥癬，濕瘡，創傷出血，湯火燙傷」；冰片：「用於各種瘡湯，咽喉腫痛，口瘡，目疾等症。外用有清熱止痛，防腐止癢功效」（《中藥大辭典》）。

方 二

【方劑組成】地榆 50 克，冰片 10 克，香油適量。

【製法與用法】將地榆焙乾研細末與冰片共混勻，加香油調敷患處。

【主治與功效】清熱止痛、祛腐斂瘡。治燒、燙傷。

【方劑解釋】地榆：「為治燒傷燙傷要藥。取生地榆研極細粉末，麻油調敷，可使滲出減少，疼痛減輕，癒合加速」；冰片：「用於各種瘡瘍，咽喉腫痛，口瘡，目疾等症。外用有清熱止痛，防腐止癢功效」（《中藥大辭典》）。

方 三

【方劑組成】生大黃 25 克，滑石 25 克，青黛 15 克，新鮮雞蛋清適量。

【製法與用法】三藥共研細末，雞蛋清調敷患處。

【主治與功效】清熱、解毒、收濕、斂瘡。治燒、燙傷。

【方劑解釋】大黃：「本品尚有清熱解毒作用，常用於治燙火傷及熱毒瘡瘍，可單用或配地榆研末，油調敷患處」；滑石：「外用有清熱收濕作用」；青黛：「外用調敷，治腮腺炎及瘡疹癢痛流水者」；雞蛋清：「潤肺利咽，清熱解毒。治咽痛，目赤，咳逆，下痢，瘧疾，燒傷，熱毒腫痛」（《中藥大辭典》）。

### 方 四

【方劑組成】生地榆 100 克，大黃 150 克，冰片 25 克，甘油 100 ml，70％酒精 1200 ml。

【製法與用法】將生地榆、大黃浸泡於酒精中一週，過濾，再將冰片、甘油溶入藥液中混勻，裝入密閉瓶中備用。創面按外科常規處理，用消毒紗布拭乾水份，然後取浸泡於藥液中的消毒紗布敷在創面上，2～4 小時後，用噴霧法在紗布上噴以藥液，每日 5～6 次，直至脫痂。

【主治與功效】清熱解毒、祛腐止痛。治Ⅱ度燒傷。

【方劑解釋】地榆：「為治燒傷燙傷要藥。取生地榆研極細粉末，麻油調敷，可使滲出減少，疼痛減輕，癒合加速」；大黃：「本品尚有清熱解毒作用，常用於治燙火傷及熱毒瘡瘍，可單用或配地榆研末，油調敷患處」；冰片：「用於各種瘡瘍，咽喉腫痛，口瘡，目疾等症。外用有清熱止痛，防腐止癢功效」（《中藥大辭典》）。

### 方 五

【方劑組成】豬毛 50 克，豬膽汁適量。

【製法與用法】將豬毛煅燒成灰研細，與豬膽汁調成糊狀，塗搽患處。

【主治與功效】祛腐、解毒。治燒、燙傷。

【方劑解釋】豬毛：「治崩漏，燙傷」；豬膽汁：「治燙火傷瘡」（《中藥大辭典》）。

## 6　痔　瘡

痔瘡：是直腸末端黏膜下和肛管皮下的靜脈叢發生擴大、曲張所形成柔軟的靜脈團。多見於成年人，分有內痔、外痔、混合痔三種類型。

症狀：內痔是在肛門齒線以上，黏膜下的痔上靜脈叢發生擴大和曲張，所形成柔軟的靜脈團。主要症狀為便血，較大的內痔伴有脫垂，即痔核脫出肛外，輕者可自行回納，重者須用手推回。

外痔發生於肛管齒線以下，是痔外靜脈叢擴大曲張或反覆發炎而成，其表面被皮膚覆蓋，不出血，其形狀大小不規則，主要症狀為墜脹、疼痛，有異物感。混合痔是內、外痔靜脈叢曲張，相互溝通吻合，括約肌間溝消失，使內痔部分和外痔部分形成一個整體。

方　一

【方劑組成】烏梅 15 克，冰片 2.5 克，輕粉 5 克，枯礬 15 克，香油適量。

【製法與用法】取上藥共研細末，香油調塗患處。

【主治與功效】收斂止血。治外痔，混合痔，內痔脫出。

【方劑解釋】烏梅：「有收斂止血作用，用治便血、

崩漏等」；冰片：「用於各種瘡瘍、咽喉腫痛、口瘡、目疾等症」；輕粉：「外用多用於疥癬、黃水瘡、臁瘡及梅毒惡瘡等症，為強有力的攻毒藥，並能止癢」；枯礬：「有較強的收斂止血和澀腸止瀉作用……可外用於局部以收濕止癢，並有解毒殺蟲功效」（《中藥大辭典》）。

### 方 二

【方劑組成】五倍子 15 克，烏梅 20 克，寄生 15 克，芒硝 25 克。

【製法與用法】取上藥煎湯趁熱薰洗，冷後加熱再洗，1 日數次。

【主治與功效】清熱解毒、收斂止血。治各類型痔。

【方劑解釋】五倍子：「斂潰瘍金瘡，收脫肛，子腸墜下，其味酸鹹，能斂肺止血，化痰，止渴，收汗；其氣寒，能散熱毒瘡腫；其性收，能除泄痢，濕爛」；烏梅：「有收斂止血作用，用治便血、崩漏等」；寄生：「主金瘡，去癢」；芒硝：「外用有清熱消腫之功……皮膚瘡腫，瘡疹赤熱，痛癢，可用本品溶於水中塗擦」（《中藥大辭典》）。

### 方 三

【方劑組成】豬大腸 100 克，地龍 25 克，花蕊石 50 克，食鹽少許。

【製法與用法】將花蕊石擊碎，合豬大腸及餘藥共煎，去藥渣，食大腸，飲湯。

【主治與功效】清熱息風、止血化瘀。治內痔便血。

【方劑解釋】豬大腸：「治便血、血痢、痔瘡、脫肛」（《中藥大辭典》）；地龍：「清熱息風，平喘，通絡，利

尿」；花蕊石：「其於血症，止血，化瘀」（《中藥學》）。

## 方 四

【方劑組成】刺蝟皮 25 克，穿山甲 20 克，皂刺 15 克，肉豆蔻 15 克。

【製法與用法】將刺蝟皮、穿山甲焙黃研末，皂刺、肉豆蔻煎湯，均分二等份；分早、晚以湯送服藥末。

【主治與功效】涼血止血、祛瘀散結。治各種類型痔瘡。

【方劑解釋】刺蝟皮：「降氣定痛，涼血止血。治反胃吐食、腎痛疝氣，腸風痔漏、遺精」；穿山甲：「通絡下乳，祛瘀散結，消癰排膿」（《中藥大辭典》）；皂刺：「性味辛溫，功能托毒排膿，活血消癰」；肉豆蔻：「斂腸止瀉，溫中行氣」（《中藥學》）。

## 方 五

【方劑組成】烏梅 10 克，五倍子 10 克，苦參 15 克，射干 10 克，炮山甲 10 克，煅牡蠣 30 克，火麻仁 10 克。

【製法與用法】取上藥加水適量煎兩次，合併煎液約 500 ml，分早晚 2 次服用，1 日 1 劑。

【主治與功效】清熱燥濕、化瘀解毒、澀腸固脫。適用於內痔。

【方劑解釋】烏梅、煅牡蠣、五倍子：「澀腸固脫」；苦參：「清熱燥濕」；射干：「清熱解毒」；炮山甲：「活血祛瘀」；火麻仁：「潤腸通便」（《中藥材手冊》）。

如果便血多：加地榆炭、側柏葉；炎症甚：加黃柏、黃連；大便秘結：加番瀉葉；疼痛甚：加乳香，延胡索；

常見病精選驗方解

肛門墜脹者：加木香、枳殼。

## 7　丹　毒

**丹毒：**是一種皮膚突然變赤，色如塗丹，游走極快的感染性皮膚病。

**症狀：**發病急驟，患處出現片狀潮紅色，界限清楚，有灼熱感，邊緣略呈隆起的迅速向外蔓延擴大，有時中央部分紅腫消退而變為棕黃色，重者可有水疱出現。

**方　一**

【方劑組成】大青葉50克，新鮮雞蛋清適量。

【製法與用法】將大青葉焙乾研末，用雞蛋青調成糊狀，塗敷患處。

【主治與功效】清熱瀉火、解毒消腫。治丹毒。

【方劑解釋】大青葉：「火鬱熱毒所致丹毒，風疹者，用之清熱瀉火，解毒消腫」（《中藥學》）；雞蛋清：「治……熱毒腫痛」（《中藥大辭典》）。

**方　二**

【方劑組成】蒼朮1000克，蜂蜜250克。

【製法與用法】先將蒼朮煎煮取汁，濃縮成稠膏，再加蜂蜜調勻，1日服1次，1次1匙，開水送服。

【主治與功效】燥濕解毒。治慢性丹毒，或預防反覆發作的慢性丹毒。

【方劑解釋】蒼朮：「燥濕，解鬱，辟穢，……散風益氣，總解諸鬱」；蜂蜜：「補重，潤燥，止痛，解毒」（《中藥大辭典》）。

### 方三

【方劑組成】野菊花、土茯苓各 30 克。

【製法與用法】取藥加適量水煎煮成 300 ml，1 日 1 劑，分 2 次服用。再配以外敷，效果更佳。

【主治與功效】疏風、清熱、解毒。治丹毒。

【方劑解釋】野菊花：「疏風清熱，清肺解毒，治風熱感冒……口瘡，濕疹，丹毒天泡瘡」；土茯苓：「滲濕利水」（《中藥大辭典》）。

### 方四

【方劑組成】紫草 30 克，黃連 3 克，冰片 0.3 克，茶油 500 ml。

【製法與用法】將紫草、黃連焙乾研末，與冰片、茶油一起調勻外敷。1 日 2～3 次。

【主治與功效】清熱化濕、瀉火解毒。治面部丹毒。

【方劑解釋】紫草：「涼血，活血，清熱，解毒」；黃連：「瀉火，燥濕，解毒」；冰片：「用於各種瘡瘍、咽喉腫痛、口瘡、目疾等症」；茶油：「清熱化濕，殺蟲解毒」（《中藥大辭典》）。

### 8 臁　瘡

**臁瘡：**是小腿部慢性潰瘍病，俗稱「老爛腿」、「褲口毒」，多發於小腿下三分之一內、外踝處，好發於長期從事站立工作，並伴有下肢靜脈曲張的患者。

**症狀：**潰瘍面凹陷，邊緣形如缸口，創面肉色灰白，周身皮膚有色素沉著，可併發濕疹，病程長，日久不癒，也可反覆發作，有極少數潰瘍多年不癒，創面呈菜花

樣，有癌變之可能，繼發感染時，可有全身發熱症狀。

**方 一**

【方劑組成】茄子皮，蘿蔔皮各適量。

【製法與用法】取茄子皮燒成灰，用香油調成糊狀，塗在水煮的蘿蔔皮上，貼在患處，外加消毒紗布固定。

【主治與功效】清熱活血，止痛消腫。治臁瘡。

【方劑解釋】茄子：「清熱活血，止痛消腫，治……熱毒、瘡痛、皮膚潰瘍（《中藥大辭典＞》；蘿蔔皮，目前尚無記載。此為以民間驗方，簡單易行。

**方 二**

【方劑組成】牛蹄殼 100 克，黃柏 15 克，輕粉 15 克，香油適量。

【製法與用法】將牛蹄殼焙黃，與黃柏、輕粉共研細末，用香油調敷患處。

【主治與功效】解毒消腫、祛腐生肌。治臁瘡。

【方劑解釋】牛蹄殼：「燒灰服，治牛癇；和油塗臁瘡；研末貼臍，止小兒夜啼」；黃柏：「熱毒蘊結所致的癰疽，紅腫疼痛，用此解毒消腫」；輕粉：「治瘰癧諸毒瘡，去腐肉，生新肉」（《中藥大辭典》）。

**方 三**

【方劑組成】陳石灰 10 克，硼砂 5 克，黃柏 20 克，香油適量。

【製法與用法】將陳石灰、硼砂、黃柏研細末，香油調成糊狀，敷患處，外敷油紙（油紙上紮數個小孔，或用消毒紗布固定）。

【主治與功效】清熱解毒、燥濕定痛。治臁瘡。

【方劑解釋】石灰：「躁濕、殺蟲、止血、定痛、蝕惡肉。治疥癬、濕瘡、創傷出血、湯火燙傷、痔瘡、脫肛、贅疣」；硼砂：「清熱消炎，解毒防腐。（《中藥大辭典》）。

### 方 四

【方劑組成】馬齒莧 50 克，白礬 10 克。

【製法與用法】將馬齒莧水煎，分早、晚 2 次服用。取渣搗爛再與研成細末的白礬，調敷患處，用消毒紗布固定。

【主治與功效】清熱解毒，散血消腫。治臁瘡。

【方劑解釋】馬齒莧：「清熱解毒，散血消腫……治癰腫惡瘡、丹毒、瘰癧」；「治多年惡瘡，馬齒莧搗敷之」；白礬：「消痰、燥濕、止瀉、止血、解毒、殺蟲」（《中藥大辭典》）。

### 方 五

【方劑組成】煅石膏 12 克，黃柏 3 克，五倍子 12 克。

【製法與用法】取三藥焙乾研末，用香油調敷患處。

【主治與功效】清熱瀉火、解毒斂瘡。治臁瘡久不收口。

【方劑解釋】煅石膏：「外用於瘡瘍潰而不斂，濕疹，水火燙傷等，有清熱，收斂之效」；黃柏：「清熱、燥濕，瀉火，解毒」；五倍子：「斂潰瘍金瘡，收脫肛，子腸墜下，其味酸鹹，能斂肺止血，化痰，止渴，收汗；其氣寒，能散熱毒瘡腫；其性收，能除泄痢，濕爛」（《中藥大辭典》）。

## 9 疥瘡

**疥瘡：**是疥蟲引起的接觸性傳染性皮膚病，常在集體生活中造成流行。多是直接接觸疥瘡患者，或使用病人用過而未經消毒的衣服、被席、用具等，由疥蟲傳染而得，或由疥蟲寄生的動物傳染所致。

**症狀：**疥瘡好發於皮膚皺摺部位，如指側、指縫、腕肘關節的屈側、腋窩前緣、女子乳房下、小腹、外陰、臀溝、大腿內側等處。皮損初起為針頭大小的丘疹或水泡，並可見到隧道。不及時治療，遷延日久，則全身遍佈抓痕、結痂、黑色斑點，甚至引起膿疱。

### 方 一

【方劑組成】硫黃 25 克，花椒 50 克，香油適量。

【製法與用法】將硫黃、花椒研末，香油調如糊狀，塗患處。

【主治與功效】解毒殺蟲、燥濕止癢。治疥瘡。

【方劑解釋】硫黃：「外用解毒殺蟲，燥濕止癢。能外殺瘡疥一切銑蟲惡毒，為皮膚科外用之佳品，尤為疥瘡之要藥，常用於疥癬、禿瘡、天泡瘡等多種皮膚病。」（《中藥學》）；花椒「溫中散寒，除濕、止痛、殺蟲，治……陰癢，疥瘡」（《中藥大辭典》）。

### 方 二

【方劑組成】露蜂房 1 個，苦參 20 克，白癬皮 20克，蒲公英 100 克。

【製法與用法】將蜂房焙黃，合苦參、白癬皮共研細末，蒲公英濃煎取汁調藥末如糊狀，塗患處。

【主治與功效】清熱燥濕、祛風殺蟲。治疥瘡。

【方劑解釋】蜂房：「祛風、攻毒、殺蟲」；苦參：「清熱燥濕，祛風殺蟲，利尿。用於皮膚瘙癢、膿疱瘡、疥癬、麻風諸證，能祛風止癢，殺蟲」；白癬皮：「清熱解毒，除濕祛風。用治濕熱瘡毒、風疹、疥癬及皮膚搔癢等症」；蒲公英：「清熱解毒，利濕」（《中藥大辭典》）。

## 方 三

【方劑組成】輕粉 5 克，雄黃 20 克，米醋適量。

【製法與用法】將輕粉、雄黃研細末，醋調塗患處。

【主治與功效】攻毒殺蟲、生肌斂瘡。治疥瘡。

【方劑解釋】輕粉：「外用有較強的攻毒殺蟲，生肌斂瘡作用；多用於疥癬、黃水瘡、臁瘡及梅毒惡瘡等症，為強有力的攻毒藥，並能止癢」；雄黃：「具有祛風邪、燥濕濁，殺疥蟲，療濕癬，解瘡毒的作用，常外用於癰癤疔毒、疥癬及蟲蛇咬傷等」（《中藥學》）。

## 10  搔癢症

**瘙癢症**：是一種皮膚瘙癢劇烈，搔抓後引起抓痕，血痂，皮膚肥厚，苔蘚樣變等皮損的常見皮膚病。

**症狀**：多為陣發性瘙癢，往往以晚間為重，難以遏止，患者多要連續劇烈地搔抓至皮膚血流，發生疼痛時方才住手，瘙癢時間短的只有數分鐘，長的可達數小時之久，由於過度頻繁地搔抓，皮膚常見抓痕，血痂，色素沉著，濕疹化，苔蘚樣變，感染，流水等繼發損害。

## 方 一

【方劑組成】白癬皮 20 克，防風 15 克，蛇床子 20

克，紅花 10 克，苦參 20 克，地膚子 15 克。

【製法與用法】取諸藥加水適量煎煮兩次，合併兩次煎液約 2000 ml，洗患處，1 日數次。

【主治與功效】清熱、解毒、祛風、止癢。治搔癢症。

【方劑解釋】白蘚皮：「清熱解毒，除濕祛風。用治濕熱瘡毒、風疹、疥癬及皮膚瘙癢等症」；防風：「祛風解表，勝濕，解痙。……常用於皮膚病，藉以祛風，勝濕而止癢」；蛇床子：「溫腎壯陽，燥濕殺蟲。用於白帶陰癢，或陰囊濕疹，瘡癬瘙癢等症」；紅花：「活血祛瘀，通經」；苦參：「清熱燥濕，祛風殺蟲，利尿。用於皮膚瘙癢、膿疱瘡、疥癬、麻風諸證，能祛風止癢，殺蟲」；地膚子：「清熱利尿，止癢。對濕熱引起的皮膚濕瘡、周身瘙癢，有清熱利濕止癢之效」（《中藥大辭典》）。

### 方 二

【方劑組成】荊芥 15 克，防風 15 克，赤芍 10 克，雙花 20 克，生地 15 克，木通 5 克，甘草 5 克。

【製法與用法】取諸藥加水適量煎煮兩次，合併兩次煎液約 400 ml，分早、晚 2 次服用，1 日 1 劑。

【主治與功效】祛風解表、滲濕止癢。治搔癢症。

【方劑解釋】荊芥：「祛風解表，止血。用於風疹或麻疹透發不暢」；防風：「祛風解表，勝濕，解痙。……常用於皮膚病，藉以祛風，滲濕而止癢」；赤芍：「清熱涼血、祛瘀止痛……治療瘡癰腫痛」；雙花：「一切風濕氣，及諸腫毒、癰疽、疥癬、楊梅諸惡瘡，散熱解毒」；生地：「清熱涼血，養陰生津」木通：「可用治濕熱癬

痛」；甘草：「有較廣泛的清熱解毒作用」（《中藥大辭典》）。

### 方 三

【方劑組成】乾薑 9 克，大棗 10 枚，桂枝 6 克。

【製法與用法】取諸藥加水適量煎煮兩次，合併兩次煎液約 300 ml，每日 1 劑，連服 7～8 劑。

【主治與功效】疏風散寒。治風寒侵表型皮膚搔癢症。

【方劑解釋】乾薑：「乾薑乾久，體質收束，氣則走泄，味則含蓄，比生薑辛熱過之，所以止而不行，專散裏寒」；大棗：「補中益氣，養血安神，緩和藥性」；桂枝：「發汗解肌，溫通經脈，助陽化氣，平沖降逆」（《中藥學》）。

### 11 牛皮癬

**牛皮癬：**本病因狀如牛領之皮，皮厚而且堅，故命名為「牛皮癬」。好發於頸項部，又稱為「攝領瘡」。

**症狀：**皮損初起為有聚集傾向的扁平丘疹，乾燥而結實，皮膚正常或淡褐色，表面光亮，久之丘疹融合成片，逐漸增大，皮膚增厚乾燥成席紋狀，稍有脫屑。

自覺陣發性奇癢，入夜更甚，搔之不知痛楚，情緒波動時，瘙癢隨之加劇，多數有局部搔抓摩擦之血痂，經常搔抓形成皮膚苔癬化。以致越搔越癢，皮損加重，而成惡性循環。好發於頸部及肘窩、膕窩、上眼瞼、會陰、大腿內側等部，但十之八九在頸部，稱「局限型」；亦有多處發病者，稱「播散型」。

方 一

【方劑組成】黃牛皮 100 克，斑蝥 7 個，甘遂 10 克，香油適量。

【製法與用法】將黃牛皮焙乾燃灰存性，合斑毛、甘遂一起共研細末，香油調塗患處。

【主治與功效】攻毒逐瘀。治牛皮癬。

【方劑解釋】黃牛皮無記載。斑蝥：「攻毒，逐瘀。外用治惡瘡頑癬、口眼喎斜、喉蛾」（《中藥大辭典》）；甘遂：「外用有消腫散結之功，可用於濕熱壅滯，癰腫瘡毒」（《中藥學》）。

方 二

【方劑組成】雄黃 15 克，輕粉 15 克，五倍子 20 克，香油適量。

【製法與用法】三藥焙乾共研細末，香油調塗患處，一日數次。

【主治與功效】解毒止癢。治牛皮癬。

【方劑解釋】雄黃：「對瘡毒的解毒作用極強，並能止癢，常外用於瘡癤疔毒、疥癬及蟲蛇咬傷等症」；輕粉：「外用攻毒殺蟲；內服逐水退腫，外用多用於疥癬、黃水瘡、廉瘡及梅毒惡瘡等症」；五倍子：「斂肺、澀腸、止血、解毒。（《中藥大辭典》）。

方 三

【方劑組成】硫黃 15 克，胡椒 15 克，生半夏 10 克，木鱉子 4 個，醋適量。

【製法與用法】將上藥焙乾共研細末，醋調塗患處。

【主治與功效】解毒、燥濕、止癢。治牛皮癬。

【方劑解釋】硫黃：「外用解毒殺蟲，內服助陽益火。外用有顯著解毒作用，又能止癢燥濕。常用於疥癬、禿瘡、天疱瘡等多種皮膚病」；胡椒：「溫中散寒」（《中藥學》）；木鱉子：「消腫散結，祛毒。治癰腫、疔瘡、瘰癧痔瘡、無名腫毒、癬瘡、風濕痹痛、筋脈拘攣」；半夏：「用治癰疽發背及乳瘡」（《中藥大辭典》）。

## 方　四

【方劑組成】山楂適量。

【製法與用法】將山楂洗淨切碎，搗爛取汁，塗搽患處，1日3次。

【主治與功效】殺菌，散瘀，止癢。治牛皮癬。

【方劑解釋】山楂：「本品兼入血分，性溫能通行氣血，有活血祛瘀止痛之功」（《中藥學》）。此方使用簡便，適用於牛皮癬初起者。

## 12　腳　氣

**腳氣**：病見因足丫糜爛流汁而有特殊氣味者，又叫「腳濕氣」、「香港腳」。本病好發於成年人，兒童較少見。夏秋季節為重，春冬為輕。

本病之成因，是由黴菌感染所致，或久居濕地，水中工作，水漿浸漬，感染濕毒所致，多數則由公用足盆、拖鞋、水池洗足等相互傳染而得。

**症狀**：臨床分有水疱型、糜爛型、脫屑型三種，但三種症型往往並存，其中以一二種損害為主。水疱型初起為皮下水疱，有瘙癢感，如感染毒氣，水疱變成有紅暈的膿疱，並引起疼痛及灼熱感；糜爛型在第三、四趾縫間潮

濕，糜爛，覆以白皮，滲液較多；脫屑型多發生在足跟或趾旁，損害為鱗屑不斷剝睨，角質層增厚，洗腳時可刮下一層白粉樣物質為特點。

方 一

【方劑組成】枯礬 10 克，密陀僧 10 克，冰片 5 克，黃柏 25 克。

【製法與用法】將枯礬、密陀僧、冰片共研細末，黃柏濃煎取汁，調藥末塗患處。使用前將腳洗淨拭乾，塗藥後最好穿布鞋。

【主治與功效】收濕止癢。治水疱型、糜爛型腳濕氣。

【方劑解釋】枯礬：「收濕止癢。本品的收斂作用可外用於局部以收濕止癢，並有解毒殺蟲功效。故對於癰腫瘡毒、濕疹、疥癬、口舌生瘡、耳內流濃等症亦頗適用」（《中藥學》）；密陀僧：「消腫殺蟲，收斂防腐，墜痰鎮驚。治痔瘡、腫毒、潰瘍、濕疹、狐臭、創傷、久痢、驚癇」「治汗斑，收陰汗，腳氣」（《中藥大辭典》）；冰片：「外用有清熱止痛，防腐止癢功效」；黃柏：「清濕熱，瀉火毒，退虛熱。用治瘡瘍腫毒、濕疹等」（《中藥學》）。

方 二

【方劑組成】海螵蛸 25 克，煅石膏 50 克。

【製法與用法】共研細末，撒患處。

【主治與功效】收濕斂瘡。治水疱型、糜爛型腳濕氣。

【方劑解釋】海螵蛸：「研末外敷還能收濕斂瘡，可治瘡瘍多膿，瘡面久不癒合之症」；煅石膏：「外用於瘡瘍不斂，濕疹，水火燙傷等，有清熱、收斂之效」（《中

藥學》）。

## 方 三

【方劑組成】花椒 10 克，鹽 30 克。

【製法與用法】加水適量（約 1000ml），待溫度適宜時，泡洗雙腳，泡洗過程中，可加溫 1～2 次，每次泡 25 分鐘左右。

【主治與功效】止癢、解毒。適用於乾、濕性、化膿性腳氣。

【方劑解釋】花椒：「溫中散寒，除濕、止痛、殺蟲」（《中藥大辭典》）；鹽：「消炎殺菌」。

## 13 白瘢風

白瘢風：是以境界分明的皮膚色素脫失為其特點，為常見難治的病。病因不明，有自身免疫，黑素細胞自身破壞，神經介質、代謝失調，微量元素尤其血清結合銅含量降低，遺傳等學說，但均無定論。

症狀：身體任何部位均可發生，好發於陽光照射摩擦部位，尤以面部，眼、鼻，口腔等處比較多見。表現為大小形態不一的色素脫失斑，白斑，周圍皮膚可正常或黑素增加。如累及頭皮，白色斑片上的頭髮可正常或呈束狀白髮。單側或對稱分佈，也可與神經分佈一致稱之節段性分佈。損害可以是長期穩定的一處，也可以逐漸泛發多處。

## 方 一

【方劑組成】破故紙 200 克，白酒 500 克。

【製法與用法】破故紙浸白酒中，1 週以後塗患處。

【主治與功效】止癢、消斑。治白瘢風。

【方劑解釋】破故紙：「現代還用本品研末制取醇浸液外擦。或製成注射劑供肌肉注射，用於皮癬、腳氣、白癜風、班禿等多種皮膚病」（《中藥大辭典》）。

方 二

【方劑組成】烏梅 60 克，補骨脂 30 克，毛薑 19 克。

【製法與用法】取三藥加 80%～85% 酒精 300ml 浸泡 2 週，過濾去渣，裝瓶備用。用時以藥棉或紗布，蘸藥液均勻地塗搽患處，直至局部皮膚發熱為止，每日數次不限。

【主治與功效】驅蟲、活血、消斑。治白癜風。

【方劑解釋】烏梅：「收斂生津，驅蟲」；補骨脂：「補腎助陽，外用治白癜風」；毛薑：「補腎，強骨，活血止痛」（《中藥大辭典》）。

方 三

【方劑組成】硫磺 3 克，麝香 0.9 克，密陀僧 3 克。

【製法與用法】取三藥共研細末，將鮮白茄子切開蘸藥粉均勻地塗搽患處，直至局部皮膚發熱為止，每日數次不限。

【主治與功效】殺蟲、通絡、散瘀。治白癜風。

【方劑解釋】硫磺：「通便殺蟲，外用治疥癬、溢脂性皮炎等」；麝香：「開竅，辟穢，通絡，散瘀」；密陀僧：「燥濕，殺蟲，斂瘡」（《中藥大辭典》）。

## 14 灰指甲

灰指甲：是指甲感染真菌而致指甲毀損的一種病症。

症狀：指甲的甲板變色，變厚，鬆脆，殘缺，甲表面粗糙，溝槽，甚至造成甲剝離。

此症一般採取外治法，但外用藥物存在難滲入堅硬甲板地缺點，因此用藥時將病甲刮薄，則療效較好。

方　一

【方劑組成】生大蒜 50 克，豬膽 1 個。

【製法與用法】先將豬膽汁倒出一半，把大蒜搗碎取汁加入豬膽中，將豬膽套在患指上，豬膽開口處紮緊，12 小時後取下。1 日 1 次，7 天為 1 療程。

【主治與功效】殺菌、解毒。治灰指甲。

【方劑解釋】大蒜：「殺菌，解毒。去水惡瘴氣，除風濕，破冷氣，爛痞癖，伏邪惡；宣通溫補，無以加之，療瘡癬」；豬膽：「清熱，潤燥，解毒……之癰腫瘡疔」（《中藥大辭典》）。

方　二

【方劑組成】紅砒霜 5 克，白礬 15 克，白芷 20 克，香油適量。

【製法與用法】取上藥共研細末，用香油調敷患處，用膠布固定，一晝夜去之，連敷數日。

【主治與功效】殺蟲、燥濕、止癢。治灰指甲。

【方劑解釋】紅砒霜：「蝕痛疽敗瘡，枯痔，殺蟲」（《中藥大辭典》）；白礬：「外用解毒殺蟲、燥濕止癢」；白芷：「可祛風止癢，又可澤潤肌膚，故常以之治療皮膚搔癢等」（《中藥學》）。

方　三

【方劑組成】地榆 50 克，川楝子 29 克，輕粉 3 克，老醋適量。

【製法與用法】將三藥共研細末，醋和糊狀，敷患

處，外裹油紙（或膠布固定），包紮好，一晝夜去之，3日1次。

【主治與功效】涼血、解毒、止癢。治灰指甲。

【方劑解釋】地榆：「涼血止血、收斂、解毒，可用於濕疹，皮膚潰爛等」；川楝子：「去濕熱，止痛，殺蟲」；輕粉：「外用多用於疥癬，黃水瘡，臁瘡及梅毒惡瘡等症，為強有力的攻毒藥，並能止癢」（《中藥大辭典》）。

### 方 四

【方劑組成】地膚子、蛇床子、紫荊皮各50克，大黃、黃柏、丁香各15克。

【製法與用法】取上藥加適量水煎煮兩次，合併煎液，濃縮至200 ml。每日將患指浸泡於藥液中兩次，每次15～20分鐘。

【主治與功效】祛風、燥濕、解毒。治灰指甲。

【方劑解釋】地膚子：「治風疹，瘡毒，疥癬，陰部濕癢」；蛇床子：「祛風，燥濕，殺蟲」；紫荊皮：「活血通經，消腫解毒」；大黃：「涼血解毒，逐瘀通經」；黃柏：「清熱，燥濕，清火，解毒」；丁香：「治癬」（《中藥大辭典》）。

### 15　粉　刺

**粉刺**：又稱「痤瘡」，是顏面、胸、背等處生丘疹如刺，可擠出白色碎末樣粉汁，故名粉刺。好發於青春發育期的男女，成年男子也可發病。

**症狀**：基本損害為毛囊性丘疹，多數呈黑頭粉刺樣，

周圍色紅。以顏面為多，胸背上部及屑胛處、胸前、頸後、臀部等處亦可發生，自覺稍有瘙癢或疼痛。往往此伏彼起，可延數年或 10 餘年。

方 一

【方劑組成】輕粉 5 克，黃芩 10 克，白芷 10 克，白附子 5 克，防風 20 克，當歸 10 克。

【製法與用法】取上藥加適量水煎煮兩次，合併兩次煎液，濃縮成 200 ml，置密閉瓶內，取汁一日數次塗面。

【主治與功效】清熱燥濕、瀉火解毒。治粉刺。

【方劑解釋】輕粉：「通大腸，小兒疳並瘰癧，殺瘡疥癬蟲及鼻上酒鼓，風瘡瘙癢」；黃芩：「清熱燥濕，瀉火解毒」；白芷：「有散結消腫的功效，用治瘡瘍，初起能散，潰後能排膿」；白附子：「燥濕化痰，祛風止痙，解毒散結」；防風：「祛風解表勝濕，解痙」（《中藥學》）。

方 二

【方劑組成】杏花、桃花各適量。

【製法與用法】取杏花、桃花洗淨晾乾，用礦泉水或純淨水浸泡 7 日以上，取其浸液洗臉，1 日 2 次。

【主治與功效】散滯血，潤肌膚。治粉刺。

【方劑解釋】桃花：「帶蒂入藥，能涼血解毒，痘疹通用之」；杏花：「治寒熱痹，厥逆」（《中藥大辭典》）。

方 三

【方劑組成】山楂 15 克，荷葉 1 張，冰糖適量。

【製法與用法】取山楂、荷葉洗淨加水煎煮取汁，再加冰糖令溶，代茶飲用，1 日 1 劑。

【主治與功效】清熱，祛瘀，散結。適用於結節性粉

常見病精選驗方解

刺。

【方劑解釋】山楂：「汁服主利，洗頭及身體瘡癢」；荷葉：「清暑利濕，升發清陽，止血……散淤血」（《中藥大辭典》）。

## 16 蕁麻疹

**蕁麻疹：**形成之因多由人體對某些物質敏感所致，可因食物、藥物、生物製品、病灶感染、腸寄生蟲等過敏原而引起，或因精神因素、寒冷刺激等誘發。

**症狀：**發病突然，在身體的任何部位均可發生局限性風團，小如芝麻，大似豆瓣，多呈鮮紅色，或呈淡黃色，損害程度常隨搔抓的刺激而擴大增多，有的融合成環狀、地圖狀等多種狀態，風團一般多迅速消退，不留痕跡，以後又不斷成批發生，時隱時現。根據病程的長短，可分為急性和慢性兩種，急性者，病程為一週左右；慢性者可反覆發作數月，甚至數年。

### 方 一

【方劑組成】陳墨汁適量。

【製法與用法】將陳墨汁塗抹於前胸和後背及發疹部位，疹退後 12 小時用清水洗淨。陳墨汁應是芳香無異味。

【主治與功效】袪風消腫。治急性蕁麻疹。

【方劑解釋】墨「止血、消腫。治吐血、衄血、崩中漏下、血痢、癰腫發背」（《中藥大辭典》）。民間常有巫師以墨汁在蕁麻疹患者身上「劃符」，名曰：「驅邪治病」，實際是墨汁的本身藥性在起作用。

方 二

【方劑組成】僵蠶 15 克，苦參 15 克，赤芍 10 克，地膚子 15 克，麻黃 10 克，刺蒺藜 15 克。

【製法與用法】取上藥加適量水煎煮兩次，合併兩次煎液，濃縮成 400 ml，分早晚 2 次服用，1 日 1 劑。

【主治與功效】息風止痙、疏風止癢。治慢性蕁麻疹。

【方劑解釋】僵蠶：「息風止痙，祛風止痛，化痰散結……有疏風止癢作用，可用於風疹瘙癢」；苦參：「清熱燥濕，祛風殺蟲，利尿。用於皮膚瘙癢，膿瘡瘍，疥癬，麻風諸證，能祛風止癢，殺蟲」；刺蒺藜：「能祛風止癢，適用於風疹瘙癢」；地膚子：「清熱、利尿、止癢……對濕熱引起的皮膚濕瘡，周身瘙癢，有利濕熱和止癢之效」（《中藥學》）；赤芍：「攻癰瘡」；麻黃「散赤目腫痛，水腫風腫，產後血瘀」（《中藥大辭典》）。

方 三

【方劑組成】防風 20 克，荊芥 15 克，蒲公英 25 克，馬齒莧 25 克，牡丹皮 15 克。

【製法與用法】取上藥加適量水煎煮兩次，合併兩次煎液，濃縮成 400 ml，分早晚 2 次服用，1 日 1 劑。

【主治與功效】祛風解表、涼血止癢。治慢性蕁麻疹。

【方劑解釋】防風：「祛風解表，勝濕，解痙……用於皮膚病，藉以祛風，勝濕而止癢」；荊芥：「祛風解表、止血……用於風疹或麻疹透發不暢，有透疹之效」；蒲公英：「清熱解毒、利濕」；馬齒莧：「清熱解毒，止血」；丹皮：「清熱涼血，活血散瘀」（《中藥學》）。

## 方 四

【方劑組成】白蘚皮 50 克，蟬蛻 15 克，地龍 20 克，薄荷 10 克。

【製法與用法】取上藥加適量水煎煮兩次，合併兩次煎液，趁熱洗浴。

【主治與功效】清熱解毒、疏風透疹。治急、慢性蕁麻疹。

【方劑解釋】白蘚皮：「清熱解毒，除濕祛風。治濕熱瘡毒，風疹，疥癬及皮膚搔癢等症」；蟬蛻：「疏散風熱，透疹止癢，祛風解疼，退翳明目……用於風邪束表，皮膚瘙癢等症」；地龍：「清熱息風，平喘，通絡，利尿」；薄荷：「疏散風熱，清利頭目，透疹，用於痘疹初期，隱隱不透，或麻疹將出之際，外感風邪，束閉不出者，有疏風透疹的作用」（《中藥學》）。

## 17  接觸性皮炎

**接觸性皮炎**：是因皮膚或黏膜接觸某些外界致病物質所引起的皮炎。

**症狀**：發病前均要經過一定的潛伏期，第一次在 4～5 天以上，再次接觸發病時間縮短，多數在數小時或一天左右。常見於暴露部位，如在面頰、四肢等處發疹，表現為紅斑，腫脹，丘疹，水疱、甚至大泡，糜爛等。皮疹境界清楚鮮明而局限於接觸部位，其形態隨接觸物而異。

## 方 一

【方劑組成】大黃、黃柏、蒼朮、黃連各 50 克，米醋適量。

【製法與用法】取上藥焙乾共研細末，米醋調塗患處。

【主治與功效】清熱解毒、祛風除濕。治接觸性皮炎。

【方劑解釋】大黃：「有清熱解毒作用，常用於燙火傷及熱毒瘡瘍」；黃柏：「治瘡瘍腫毒、濕疹」；蒼朮：「燥濕健脾，祛風除濕」；黃連：「本品外用清熱解毒作用亦佳」（《中藥大辭典》）。

## 方 二

【方劑組成】板藍根 20 克，金銀花 20 克，防風 15 克，野菊花 15 克，蒲公英 25 克。

【製法與用法】取上藥加適量水煎煮兩次，合併兩次煎液，濃縮成 400 ml，分早晚 2 次服用，1 日 1 劑。

【主治與功效】祛風解毒、勝濕止痙。治接觸性皮炎見發熱、頭痛等症者。

【方劑解釋】板藍根：「清熱解毒、涼血、利咽……常用以治溫病、斑疹、丹毒、痄腮及癰腫托毒等火毒熱證」；金銀花：「本品清熱解毒，作用頗佳……用於外感風熱，溫病及瘡癰、癤腫等熱毒壅盛之症」；防風：「祛風解毒，勝濕止痙」；野菊花：「津熱解毒……主治癰疽疔瘡，瘰癧，咽喉腫痛，目赤腫痛等症」；蒲公英：「清熱解毒（《中藥大辭典》）。

## 方 三

【方劑組成】山楂 40 克，生大黃 30 克。

【製法與用法】將二味加水煎煮取汁，濕敷或外洗患處。1 日 1 劑，日用 2～3 次，每次 15 分鐘。

【主治與功效】清熱解毒，活血化瘀，消腫止癢。治接觸性皮炎。

常見病精選驗方解

【方劑解釋】山楂：「汁服主利，洗頭及身體瘡癢」；大黃：「有清熱解毒作用，常用於燙火傷及熱毒瘡瘍」（《中藥大辭典》）。

## 18 毒蛇咬傷

**毒蛇咬傷：**是指因毒蛇咬傷人體時，蛇毒由破損皮膚進入人體，引起中毒。

**症狀：**按蛇毒作用類型和臨床表現不同，一般分三種情況，即神經毒素、血液毒素和混合毒素。神經毒素能使延髓中樞和肌肉迅速癱瘓；血液毒素能引起出血、溶血，並能使血管舒縮功能癱瘓；混合毒素則兩者兼之。

### 方 一

【方劑組成】雄黃、白礬各 3 克，白芷 9 克。

【製法與用法】按常規方法清創，排毒。取三藥共研細末，用冷開水調成糊狀，外敷患處。1 日 1 次。

【主治與功效】祛風解毒、散結消腫。治毒蛇咬傷。

【方劑解釋】雄黃：「燥濕，祛風，殺蟲、解毒……治蛇咬傷」；白礬：「消痰，燥濕，止瀉，止血，解毒，殺蟲。」白芷：「有散結消腫的功效，用治瘡瘍，初起能散，潰後能排膿」（《中藥大辭典》）。

### 方 二

【方劑組成】半枝蓮 60 克，蛇舌草 60 克，七葉一枝花 6 克，紫花地丁 60 克。

【製法與用法】取上藥加適量水煎煮兩次，合併兩次煎液，濃縮成 400 ml，頓服，1 日 2 劑。藥渣搗爛同時外敷。

【主治與功效】清熱解毒、消腫止痛。治毒蛇咬傷，肢體腫脹。

【方劑解釋】半枝蓮：「清熱解毒」；蛇舌草：「清熱，利濕，解毒，治……毒蛇咬傷」；七葉一枝花：「清熱解毒，消腫止痛，治……毒蛇咬傷」；紫花地丁：「清熱利濕，解毒消腫，治……毒蛇咬傷」（《中藥大辭典》）。

### 方 三

【方劑組成】辣椒葉 50 克。

【製法與用法】取新鮮辣椒葉洗淨搗爛，敷傷口。

【主治與功效】毒蛇咬傷（蛇咬 4 小時敷有效，4 小時後效果較差）。

【方劑解釋】民間驗方，無考證記載。

### 方 四

【方劑組成】一枝蒿（又名：花牡丹、飛天蜈蚣）60～120 克。

【製法與用法】取新鮮一枝蒿洗淨，搗爛取汁，用溫開水沖服，1 日 1 劑，分 2 次服用，藥渣敷傷口。或用乾品 30～60 克煎服。

【主治與功效】祛風、解毒、止痛。治蝮蛇咬傷。

【方劑解釋】一枝蒿：「活血，祛風，止痛，解毒」（《中藥大辭典》）。

### 附：毒蛇咬傷創面處理

1. 擴創排毒，傷口周圍皮膚用酒精消毒後，以牙痕為中心作縱形切開，一般深約 0.2～0.3 公分，拔火罐吸毒；

2. 然後用 0.1%高錳酸鉀溶液反覆沖洗，一邊沖洗一邊用雙手從近心端向遠心端，從四周向傷口方向擠壓排毒，

常見病精選驗方解

約 10～15 分鐘；

3. 外敷搗爛藥渣傷口周圍，每日換藥 1～2 次；藥汁可搽傷肢腫脹處，每日 3～4 次。

## 19 凍 瘡

**凍瘡**：凡人體受寒冷侵襲，引起局部血脈凝滯，皮膚肌肉損傷的疾患，稱為凍瘡。

**症狀**：輕者受凍部位皮膚先為蒼白，繼則紅腫，自覺灼痛或瘙癢，或有麻木之感；重者受凍部位皮膚呈灰白或暗紅或紫色，並有大小不等的水疱或腫塊，疼痛劇烈，或局部感覺消失。若潰爛較大，合併感染時，則伴寒戰、高熱等症。

### 方 一

【方劑組成】乾辣椒適量。

【製法與用法】水煎辣椒，趁熱洗患處。

【主治與功效】散寒消腫。治凍瘡未潰。

【方劑解釋】辣椒「溫中，散寒，開胃，消食。治寒滯腹痛，嘔吐，瀉痢，凍瘡，疥癬」（《中藥大辭典》）。

### 方 二

【方劑組成】芒硝、茄葉各適量。

【製法與用法】先將芒硝用開水溶化，茄葉蘸藥汁貼敷。

【主治與功效】清熱消腫。治凍瘡未潰。

【方劑解釋】芒硝「皮膚瘡腫，瘡疹赤熱，痛癢，可用本品溶於水中塗擦」；茄葉：「治血淋，血痢，腸風下血，癰腫，凍傷」（《中藥大辭典》）。

方 三

【方劑組成】花椒 25 克，樟腦 15 克，硫黃 20 克，香油適量。

【製法與用法】取花椒、硫磺共研細末，再加樟腦、香油共研混勻，塗搽患處。

【主治與功效】活血止痛。治凍瘡未潰。

【方劑解釋】花椒：「溫中，止痛」；樟腦：「通竅，殺蟲，止痛，辟穢」；硫黃：「外用解毒殺蟲，內服助陽益火」（《中藥學》）。

方 四

【方劑組成】海螵蛸 25 克，青黛 15 克，陳石灰 30 克，冰片 5 克，香油適量。

【製法與用法】取上藥共研細末，香油調塗患處。

【主治與功效】收斂、止血、定痛。治凍瘡已潰者。

【方劑解釋】海螵蛸「收澀止血，澀精，止帶，制酸，消瘦，斂瘡。研末外敷還能收濕斂瘡，可治瘡瘍多膿，瘡面久不癒合之症」；青黛「外用調敷，治腮腺炎及瘡疹癢痛流水者」；石灰「燥濕，殺蟲，止血，定痛」；冰片：「用於各種瘡瘍，咽喉腫痛，口瘡，目疾等證。外用有清熱止痛，防腐止癢功效」（《中藥學》）。

## 20　手足皸裂

**手足皸裂**：本病在冬季容易發生，好發於手掌、指尖、指屈面及足跟、足外緣等處。

**症狀**：本病初起時，皮膚乾燥，角化增厚，皮紋明顯，沿皮紋出現多數直線或微彎曲的裂口。嚴重者裂口可

深達皮下，常伴有疼痛或出血，影響正常工作和生活。

　　方　一

　　【方劑組成】明礬 10 克，白芨 15 克，馬勃 6 克。

　　【製法與用法】取上藥加水煎煮 3 次，每次 600 ml 煎取 300 ml，合併 3 次藥液於一小盆內，用前將藥液加溫，洗淨患手或足，再浸入藥液，早晚各浸泡 20 分鐘。每劑藥可浸 3 天，3 劑為 1 療程，一般 1～2 療程可癒。同時將同樣比例上藥研細末，用凡士林調成 20％含量軟膏，浸後搽上患處效果更佳。

　　【主治與功效】斂瘡生肌。治手足皸裂。

　　【方劑解釋】明礬：「解毒殺蟲，燥濕化腐」；白芨：「止血，消腫，生肌，斂瘡」；馬勃：「解毒，利血」（《中藥大辭典》）。

　　方　二

　　【方劑組成】苦楝果肉適量。

　　【製法與用法】將苦楝果肉搗爛，敷於患處。

　　【主治與功效】潤膚防裂。治手足皸裂。

　　【方劑解釋】主要是取苦楝果肉中的果膠滋潤作用。

　　方　三

　　【方劑組成】甘油、酒精、冷開水各 30 克，甘草、桔皮各 15 克。

　　【製法與用法】取甘油、酒精、冷開水於一密閉瓶中搖勻，泡入甘草、桔皮 48 小時後使用，每日搽患處 2～3 次。

　　【主治與功效】保濕防裂。治手足皸裂。

　　【方劑解釋】甘油：「保濕」；甘草：「治手足皸

裂」；桔皮：「油氣大，燥濕，理氣」（《中藥大辭典》）。

## 21　黃褐斑

**黃褐斑**：屬色素異常性皮膚病，中醫認為是由於肝鬱化火，血氣瘀滯而成。又稱肝斑、妊娠斑。

**症狀**：多發生在面部，呈對稱性淡褐色至深褐色斑，大小不定，形狀不規則，但與周圍皮膚界限明顯。

### 方 一

【方劑組成】當歸 10 克，川芎 10 克，赤芍 10 克，生熟地各 15 克，白芷 10 克，女貞子 15 克，紫草 10 克。

【製法與用法】取上藥加適量水煎煮兩次，合併兩次煎液，濃縮成 400 ml，分早晚兩次服用，1 日 1 劑。連服 1～2 月。

【主治與功效】行氣開鬱，活血消斑。治婦女面部黃褐斑。

【方劑解釋】當歸：「補血活血，調經止痛」；川芎：「行氣開鬱，祛風燥濕，活血止痛」；赤芍：「行瘀止痛，涼血消腫」；生熟地：「生地滋陰清熱，生津；熟地滋陰補血」；白芷：「祛風，燥濕，消腫，止痛」；女貞子：「清熱燥濕，解毒」；紫草：「涼血活血，清熱解毒」（《中藥大辭典》）。服藥期間忌烈日暴曬，避七情刺激，多吃水果蔬菜。

### 方 二

【方劑組成】玉竹 20 克。

【製法與用法】水煎服，每日 1 劑，15 日為 1 療程。

常見病精選驗方解

不癒再服，需堅持服用。

【主治與功效】養陰、潤燥、祛斑。治面部色斑。

【方劑解釋】玉竹：「養陰，潤燥，除煩止渴」（《中藥大辭典》）。

方 三

【方劑組成】白附子 30 克。

【製法與用法】將白附子焙乾研成細粉，每次取 1克，用白麵粉 2 克調成漿，晚間反覆擦面部，乾後再塗蜂蜜 1 次，次晨洗去。

【主治與功效】散寒去濕。治黃褐斑，粉刺。

【方劑解釋】白附子：「回陽補火，散寒除濕」（《中藥大辭典》）。此方為一民間偏方，使用簡單，不妨一試。

## 22 斑 禿

斑禿：中醫稱之為「油風」，或俗稱「鬼剃頭」。症見頭部突然發生無炎症性地脫髮。

症狀：此病可發生於任何年齡，一般無自覺症狀，常無意中發現，頭髮呈斑片狀脫落，脫髮區呈圓形、橢圓形或不規則形，表面光滑，略有光澤，無炎症，有自癒傾向。

方 一

【方劑組成】雞內金 100 克。

【製法與用法】將雞內金炒黃，研成細末，每次服 1.5克，1 日 3 次，於飯前用溫開水送服。

【主治與功效】治斑禿。

【方劑解釋】雞內金：「清積滯，健脾胃」（《中藥大辭典》）。此為一民間偏方，未經考證。

方 二

【方劑組成】枸杞子 100 克，首烏 200 克，山藥 100 克，蜂蜜適量。

【製法與用法】將三藥焙乾，共研細末，蜂蜜煉製去水份，和藥粉做成蜜丸，每丸重 15 克。1 日服 3 次，1 次 1 丸。

【主治與功效】養陰補血。治斑禿。

【方劑解釋】枸杞子：「養陰補血，益精明目，用於肝腎不足，精血不能上濟……等症」；首烏：「用於肝腎兩虛，精血不足……等症」；山藥：「用於腎氣不足，遺精，尿頻等症」（《中藥學》）。

方 三

【方劑組成】鮮側柏葉 30 克，乾紅辣椒 10 克，75% 酒精 100 ml。

【製法與用法】將上藥研碎放入密閉容器內，加酒精浸泡一週。用時用棉球蘸藥液少許，在脫髮處擦試，每日 3～4 次。

【主治與功效】涼血、去濕、止癢。治斑禿。

【方劑解釋】側柏葉：「涼血止血，袪風濕，散腫毒」；乾辣椒：「袪風行血，散寒解鬱，導滯」（《中藥大辭典》）。如果頭皮發癢者，可加大黃 10 克，以清濕熱止癢。

方 四

【方劑組成】生、熟地各 15 克，當歸 20 克，側柏葉

常見病精選驗方解

15 克，黑芝麻 20 克，何首烏 25 克。

【製法與用法】取上藥加適量水煎煮兩次，合併兩次煎液，濃縮成 400 ml，分早晚兩次服用，1 日 1 劑。

【主治與功效】滋陰清熱、去濕散毒。治斑禿，脫髮。

【方劑解釋】生、熟地：「生地滋陰清熱，生津；熟地滋陰補血」；當歸：「補血活血，調經止痛」；側柏葉：「涼血止血，祛風濕，散腫毒」；首烏：「用於肝腎兩虛，精血不足……等症」；黑芝麻：「補肝腎，潤五臟，治肝腎不足……等症」（《中藥大辭典》）。

## 23　骨質增生（骨刺）

**骨質增生**：多見於中、老年者，發病部位一般常見於腰、胸、頸椎以及膝、髖等關節。

**症狀**：發病過程緩慢，常伴有疼痛或關節活動受限，有明顯壓痛點。

### 方　一

【方劑組成】蒼朮 20 克，炒白芍 20 克，川芎 15 克，桔梗 10 克，乾薑 10 克，茯苓 20 克，厚朴 10 克，甘草 10 克。

【製法與用法】　取上藥加適量水煎煮兩次，合併兩次煎液，濃縮成 400 ml，分早晚 2 次服用，1 日 1 劑，2 週為 1 個療程。

【主治與功效】散寒除濕，化瘀止痛。治初發型頸椎骨質增生症。

【方劑解釋】蒼朮、乾薑：「祛風燥濕、溫陽散

寒」；茯苓健脾利濕以增強除濕之力；白芍、甘草：「緩急止痛」；川芎：「活血行氣，祛風止痛」；桔梗：「載藥上行」（《中藥大辭典》）。治療期間，尚需適當休息，避免重體力勞動，注意保暖防寒。

## 方 二

【方劑組成】熟地黃、骨碎補、炙馬錢子、雞血藤、肉蓯蓉各 60 克，三七、淨乳香、淨沒藥、老川芎各 60 克，煉蜜適量。

【製法與用法】取以上各藥焙乾共研為細末，合煉蜜做為丸劑，每丸重 6 克，早晚各一丸，溫開水或黃酒送服。

【主治與功效】補腎活血，消腫止痛。治頸、腰、胸椎以及髖、膝關節、足跟部位骨質增生。

【方劑解釋】熟地、骨碎補、肉蓯蓉：「補腎助陽，生精益髓，腎主骨，腎精充足則骨之增生物可消」；馬錢子：「清熱，消腫，止痛」；雞血藤、三七、淨乳香、淨沒藥、川芎：「活血祛瘀，消腫止痛」（《中藥大辭典》）。諸藥合用，腎精得充，氣血得行，骨贅可消，關節得利，筋腱得強，則頑疾得治。

## 方 三

【方劑組成】靈仙 60 克，生川烏、生草烏、生馬錢子、麻黃、元胡、鹿銜草各 30 克，細辛 15 克，肉桂 8 克，蜈蚣 15 條，全蠍、骨碎補、乳香、沒藥各 20 克，土鱉蟲 15 克，麝香適量，藥用凡士林適量。

【製法與用法】生馬錢子置涼水中浸泡 5～7 日，每日換水 1 次，然後刮除外皮，切成薄片晾乾，將上藥共研極細末；將凡士林熔化合藥粉製成含生藥粉 30% 的軟膏。用

前將軟膏塗在敷料上貼在症狀最明顯部位，外加膠布固定。5日換藥1次，3次為1療程。

【主治與功效】調補肝腎，祛風除濕，活血化瘀。治骨質增生症。

【方劑解釋】威靈仙、川草烏、馬錢子、麻黃、肉桂等為「祛風散寒之品」；元胡、乳香、沒藥、麝香、土鱉蟲：「活血化瘀，散結止痛」；其中麝香：「辛香走竄，有較強的止痛效應」；全蠍、蜈蚣：「祛風解毒止痛」；鹿銜草、骨碎補：「補益肝腎」（《中藥大辭典》）。本方重在祛邪，佐以扶正.

## 24 足跟骨刺

足跟骨刺：多見於40歲以上的女性患者，多與慢性勞損有關，當體重增加、過度勞累時，跖腱膜起點產生不正常的張力，組織滲出有害物質發生無菌性炎症和水腫，長期的惡性循環得不到改善，刺激跟骨結節而形成骨刺。

症狀：足跟骨跖側痛，晨起行走疼痛尤重，有明顯壓痛重點，如錐刺樣，行走困難。中醫學稱其為足跟痛，屬「痹證」範圍，認為多屬腎氣不足，氣虛下陷或血虛，損傷所致。

方 一

【方劑組成】當歸20克，川芎15克，乳香15克，沒藥15克，梔子15克。

【製法與用法】取上藥焙乾共研細末，將藥放在白紙上，藥粉面積按足跟大小，厚約0.5 cm，然後放在熱水杯上加溫壓後，藥粉呈片狀，放在患足跟或將藥粉裝入布袋

內放於患處，穿好襪子。

【主治與功效】活血祛瘀、消腫止痛。治足跟骨刺。

【方劑解釋】當歸：「補血活血，調經止痛」；川芎、乳香、沒藥：「活血祛瘀，消腫止痛」；梔子：「清熱利濕，涼血止血，解毒散瘀」（《中藥大辭典》）。

### 方 二

【方劑組成】生川烏 30 克，白酒適量（此為一次一足用藥量）。

【製法與用法】將生川烏焙乾研成細末，加白酒調成糊狀，晚上睡覺前用溫水洗淨足部，把藥糊平攤足跟疼痛處，外用膠布固定。1 日換藥 1 次，連用 3 天。痛止即停，不可久用。此藥極毒，不可入口。

【主治與功效】祛寒、溫經、止痛。治足跟骨刺疼痛。

【方劑解釋】生川烏：「祛風寒，散風邪，溫經，止痛」（《中藥大辭典》）。

### 方 三

【方劑組成】仙人掌。

【製法與用法】取新鮮仙人掌表面毛刺刮去，剖成兩半，將剖面烘熱，敷於足跟疼痛部位，外用膠布固定，12 小時再如法換另一半敷。治療期間穿布底鞋，適當活動。

【主治與功效】行氣活血。治足跟疼痛。

【方劑解釋】仙人掌：「行氣活血，清熱解毒」（《中藥大辭典》）。

### 25 頸椎病

**頸椎病**：常發生在中年以上年齡，頸椎發生退行性改

常見病精選驗方解

變，加上急慢性損傷，造成椎間盤、韌帶、後關節囊不同程度損傷，促使頸椎代償增生，增生物直接或間接壓迫神經產生頸項、枕部、肩臂疼痛及麻木感，頸部活動受限等一系列症狀。

症狀：臨床上分為三型，神經根型：主要表現為頭痛、肩頸痛、上肢沉重、握力減退、手指麻木及發涼等。椎動脈型：主要表現為頭昏、記憶力減退、眩暈、噁心、耳鳴、聲嘶等症狀。交感神經型：主要表現為心悸、心動過緩、胸悶、多汗、血壓不穩、視力模糊等症狀。

### 方一

【方劑組成】白芍 30 克，甘草 15 克，酸棗仁 10 克，牡蠣 10 克，威靈仙 12 克，元胡 12 克。

【製法與用法】取上藥加適量水煎煮兩次，合併兩次煎液，濃縮成 400 ml，分早晚 2 次服用，1 日 1 劑，30 天為 1 個療程。結合手法治療，效果更佳。

【主治與功效】活血理氣、通絡止痛。適用於頸椎病，頸痛，活動受限，兩肩有異物壓迫感，兩手麻木，記憶力減退等。

【方劑解釋】白芍：「養血柔肝，緩急止痛，治頭痛眩暈，胸肋疼痛等」；甘草：「清熱解毒，補脾益氣，緩急止痛」；酸棗仁：「養肝，寧心，安神，斂汗」；牡蠣：「斂陰，潛陽……軟堅」；威靈仙：「祛風濕，止痛，通絡」；元胡：「活血，理氣，止痛」（《中藥大辭典》）。

### 方二

【方劑組成】仙靈脾 50 克，威靈仙 50 克，米醋 750

克。

【製法與用法】取二藥與醋共煎，沸後文火再煎數沸，離火浸漬 24 小時以上。用時取較大生薑一塊，切成兩半，以切開一端蘸藥液自上而下擦頸椎及頸椎兩旁 1 寸許，頸部要保持藥液的濕潤，擦至皮膚發紅為度，疼痛部位也可擦，1 日 1 次。

【主治與功效】祛風除濕、通絡止痛。治神經根型頸椎病。

【方劑解釋】仙靈脾：「補腎壯陽，祛風去濕」；威靈仙：「祛風濕，止痛，通絡」（《中藥大辭典》）。

## 26　肩關節周圍炎

**肩關節周圍炎**：是中老年人常見病、多發病。中國醫學稱之為漏肩風、凍結肩、肩凝症、五十肩等。多有外傷史、勞損史、受涼史，是一種因肩關節周圍軟組織病變而引起肩關節疼痛和活動受限甚至消失的疾病。

**症狀**：肩部持續疼痛，肩前或外側區壓痛、拒按，逐漸發展為活動受限，肩關節各方向活動幅度減小，以上舉、外展和內外旋受限最為明顯，或肌肉痙攣，每遇陰雨寒冷天氣或夜間疼痛加劇，日輕夜重，多為肩關節囊及周圍組織慢性炎症性病變所致。

### 方 一

【方劑組成】川烏、草烏、樟腦各 90 克。

【製法與用法】將三藥研細，混勻，裝瓶備用。根據疼痛部位大小取藥粉適量，用米醋調成糊狀，均勻敷於壓痛點，約 0.5 cm 厚，外用紗布固定，用熱水袋熱敷 30 分

鐘，1日1次。

【主治與功效】祛風散寒、溫經止痛。治凍結肩。

【方劑解釋】川烏：「祛風寒，散風邪，溫經，止痛」；草烏：「祛風濕，散寒，止痛」；樟腦：「通竅，止痛，辟穢」（《中藥大辭典》）。

方 二

【方劑組成】薑黃15克，羌活、炒白朮各10克，炙甘草5克。

【製法與用法】取上藥加適量水煎煮兩次，合併兩次煎液，濃縮成400 ml，分早晚2次服用，1日1劑。

【主治與功效】祛風通經，緩急止痛。治肩關節周圍炎。

【方劑解釋】薑黃：「破血，行氣，通經，止痛」；羌活：「散表寒，祛風濕，利關節」；炒白朮：「補脾，益胃，燥濕，和中，治一切風疾，五勞七傷」；炙甘草：「清熱解毒，補脾益氣，緩急止痛」（《中藥大辭典》）。如果病程纏綿者加烏梢蛇、蜈蚣各9克；寒凝痛甚者加桂枝、白芍各10克；痛如針刺者加雞血藤10克，炮山甲9克。

方 三

【方劑組成】當歸30克，丹參30克，桂枝15克，透骨草30g，羌活18g，生地30克，香附15克。

【製法與用法】取上藥加適量水煎煮兩次，合併兩次煎液，濃縮成500 ml，分早晚兩次服用，1日1劑。

【主治與功效】祛風散寒，通絡止痛。治肩關節周圍炎。

【方劑解釋】桂枝、羌活:「溫通經絡,散寒勝濕」;當歸、丹參、透骨草:「活血通絡」;生地:「滋陰養血,以防方中辛燥之藥耗陰」;香附:「行氣止痛」(《中藥大辭典》)。諸藥合用,擅解肩凝。在內服中藥的基礎上,尚能配合適當的體療,則療效更佳。這對中、後期患者尤為重要。若局部冷痛較劇:可加製川烏、草烏各9克;熱痛者:加忍冬藤60克,桑枝60克;刺痛者:加製乳沒各6克;氣虛者:加黃芪18克;頑固難癒者:加蜈蚣、地龍各9克。

## 27　腰椎間盤突出症

腰椎間盤突出症:為一常見的腰腿痛疾患,多緣外力作用後,椎間盤髓核脫出,局部血氣瘀滯,復感風寒濕邪,使病纏綿難癒。

症狀:主要表現為腰痛合放射性腿痛,反覆發作,脊柱外形改變,腰部有放射性壓痛,直腿抬高試驗呈陽性反應,腓側感覺異常和伸姆肌力減弱。患處多涼,麻木不適,遇冷、勞累症狀明顯加重。

方 一

【方劑組成】土鱉蟲、川牛膝、甘草、麻黃、乳香、沒藥、全蠍、僵蠶、蒼朮各720克,馬錢子6000克(製)。

【製法與用法】將馬錢子置鐵鍋中,加水適量,慢火煮沸,8小時後取出,剝去外皮,切成0.5～1毫米厚之薄片,晾乾,炒至呈均勻的棕褐色。乳香、沒藥置鐵鍋內,加熱,並以燈芯去除油質,烘乾。全部藥物混合粉碎後過100～120目篩,粗渣再次粉碎,使全部過篩成末。混勻,

常見病精選驗方解

分裝成膠囊，每粒含散劑 0.25±0.05 克。炮製後馬錢子約佔總量的 40%。每晚臨睡前服藥一次，每次 5～10 粒，用黃酒 30～60ml 加適量白開水送服，不飲酒者可酌減酒量。忌用茶水送服。

藥量自小量（5 粒）開始，每晚增加 1 粒，至服藥後出現腰痛加重或腰背有緊麻感的反應時即不再增量，但服藥量最多不宜超過一次 10 粒。服藥後應安靜臥床，當晚不宜飲多量開水。連續服藥 2 週為 1 個療程。每一療程間宜停藥 2～3 天。病情完全緩解後。每晚可減服 1～2 粒，續服 2～3 週以鞏固療效。服藥期間不宜作劇烈運動。

【主治與功效】散寒通絡、祛風止痛。治腰椎間盤突出症。

【方劑解釋】方中馬錢子為主藥，善通經絡，止疼痛。藥理研究表明該藥含有士的寧，後者對脊髓能產生興奮而引起腰背肌群收縮，調整失衡之椎體，有利於脫出髓核的復位；方中土鱉蟲、川牛膝、乳沒活血止痛；麻黃、蒼朮祛風濕、散寒邪；全蠍、僵蠶解毒散結，甘草調和諸藥（《中藥大辭典》）。

綜觀全方有活血通絡，消腫散結，祛風除濕的作用。本方的服法中以黃酒沖服不可忽略，黃酒能增加士的寧溶解度。由於馬錢子有毒，故用量不宜太過，如服藥後出現心慌、肢體不靈、咽下困難，應立即停藥。

方 二

【方劑組成】馬錢子、麻黃、乳香、沒藥各 60 克。

【製法與用法】馬錢子用新鮮童便浸泡，每天更換兩次。春秋浸泡 49 天，冬加 7 天，夏減 7 天，去毛，用砂炒

至呈均勻的棕褐色。乳香、沒藥置鐵鍋內，加熱，並以燈芯去除油質，烘乾。四藥共研末，1 日服 3 次，每次 0.5～1 克。用白開水或適量（30 ml）黃酒送服。

【主治與功效】散寒通絡、祛風止痛。治腰椎間盤突出症。

【方劑解釋】見上方。此方較上方簡單，且使用方便。

### 方 三

【方劑組成】土鱉蟲、全蠍、烏梢蛇、穿山甲各 9 克，地龍 21 克。

【製法與用法】急性發作時取上藥加適量水煎煮兩次，每次沸後文火再煎 30 分鐘，合併兩次煎液，分兩次服下，1 日 1 劑。恢復期，則取上藥焙乾研末，1 次服 3～4 克，每日服 2 次，用黃酒兌服。

【主治與功效】祛風通絡、化瘀止痛。治腰椎間盤突出症併發坐骨神經痛。

【方劑解釋】土鱉蟲：「破堅結，通經，化瘀止痛」；全蠍：「祛風，止痙，通絡，解毒」；烏梢蛇：「祛風濕，通經絡」；穿山甲：「活血，消腫，排膿，治關節痹痛」；地龍：「清熱定驚，通絡，治關節痹痛，肢體麻木」（《中藥大辭典》）。

### 28 跌打損傷

**跌打損傷**：是指身體的某一部位在外力作用下而形成皮膚、肌肉及骨骼損傷所致的疾患。

**症狀**：皮膚損傷可致皮膚破裂出血或皮下血管破裂形成瘀血；肌肉損傷多見於腰肌勞損、腰扭傷等；骨損傷最

常見的是骨脫臼、骨折、骨裂等。

方　一

【方劑組成】山梔子適量，白酒適量。

【製法與用法】將山梔子焙乾研細末，白酒凋敷患處。

【主治與功效】消腫止痛。適用於外傷未出血者。

【方劑解釋】梔子：「瀉火除煩，清熱利濕，涼血解毒……故用於熱毒瘡瘍，紅腫熱痛，及外傷腫痛之症，有消腫止痛作用」（《中藥學》）；酒：「通血脈，禦寒氣，行藥勢」（《中藥大辭典》）。

方　二

【方劑組成】土大黃、地榆、米醋各適量。

【製法與用法】將二味焙乾研細末，米醋調敷患處。

【主治與功效】涼血止血、破瘀生新。適用於外傷未出血者。

【方劑解釋】土大黃：「破瘀生新。治跌打，消腫痛，止血」；地榆：「涼血止血，清熱解毒。治……金傷，燒傷」（《中藥大辭典》）。

方　三

【方劑組成】紅花 25 克，大黃 50 克，馬齒莧 25 克，雞蛋清適量。

【製法與用法】取前三藥焙乾共研細末，雞蛋清調敷患處。

【主治與功效】活血祛瘀、散血止痛。適用於各種跌打損傷未出血者。

【方劑解釋】紅花：「活血祛瘀，通經……用於跌打損傷，瘀血疼痛，以及關節酸痛等症」；大黃：「治跌打

損傷，瘀血作痛」；馬齒莧：「清熱解毒，散血消腫」
（《中藥學》）。

方 四

【方劑組成】血竭 15 克，乳香 20 克，沒藥 30 克，大
黃 30 克，自然銅 50 克，紅花 20 克。

【製法與用法】取自然銅先煅，合餘藥共研細末，1 次
服 15 克，1 日 1 次，黃酒送服。

【主治與功效】散瘀止痛、消腫生肌。適用於各種跌打
損傷。

【方劑解釋】血竭：「用於跌打損傷，瘀滯作痛及外
傷出血等症。……既能化瘀止痛，又能止血，治上述證
候，既可內服，又可外用」；乳香：「活血止痛，消腫生
肌，用於……跌打損傷」；沒藥：「破血止痛。療金瘡，
杖瘡，諸惡瘡，痔漏」；自然銅：「用於跌撲骨折，瘀滯
腫痛等證。自然銅對促進骨折癒合，散瘀止痛有專長」
（《中藥學》）。大黃、紅花見方三。

方 五

【方劑組成】花蕊石 100 克，骨碎補 50 克，玄胡索 25
克，桃仁 25 克。

【製法與用法】取上藥共研細末，1 次服 15 克，1 日
服 3 次。

【主治與功效】活血化瘀、散瘀止痛。適用於各種跌
打損傷。

【方劑解釋】花蕊石：「止血，化瘀。外傷出血，可
用本品撒敷。對於瘀腫疼痛，宜與乳香、沒藥、白芷等活
血、止痛藥合用」；骨碎補：「補腎，接骨，活血，用於

跌打損傷，筋斷骨折，瘀腫疼痛之症。內服、外用均可」；玄胡：「活血，行氣，止痛……治療跌打損傷，瘀滯作痛」；桃仁：「活血祛瘀……治跌打損傷，瘀血腫痛」（《中藥學》）。

## 29　前列腺（攝護腺）炎

**前列腺炎：**多見於中老年男性患者，可分為急性與慢性兩種。

**症狀：**急性前列腺炎表現為尿頻，尿急，尿排出困難，小腹脹痛。肛指檢查可觸及到前列腺腫大，光滑。慢性前列腺炎表現為尿急排出不暢，似淨不淨，腰酸，病期較長，肛檢可摸到前列腺腫大。

### 方　一

【**方劑組成**】石打穿 15 克，桃仁 12 克，川牛膝 12克，肉桂心 3 克（後下），車前子 30 克（包煎），製大黃10 克，王不留行 15 克。

【**製法與用法**】取諸味藥加適量水煎煮兩次，合併煎液約 400 ml，分早晚 2 次服用，1 日 1 劑。

【**主治與功效**】清熱祛瘀、散結利水。治急性前列腺炎。

【**方劑解釋**】車前子、石打穿：「清熱利水，散結通淋」；桃仁、王不留行、製大黃、川牛膝：「活血祛瘀，通利血脈」；肉桂：「行氣消脹」（《袖珍中醫處方》）。如果前列腺較硬：加三棱 12 克、莪朮 15 克；尿檢有菌球：加敗醬草 30 克、白芷 6 克；體弱氣虛：去製大黃，加炙黃芪15 克。

## 方 二

【方劑組成】生地 15 克，忍冬藤 30 克，石葦 15 克，木通 3 克，皂角刺 4.5 克，台烏藥 10 克，六一散 12 克（包煎），王不留行 15 克。

【製法與用法】取諸味藥加適量水煎煮兩次，合併煎液約 400 ml，分早晚 2 次服用，1 日 1 劑。

【主治與功效】清熱涼血、祛瘀消腫。治慢性前列腺炎。

【方劑解釋】生地、王不留行、皂角刺：「涼血、祛瘀、消腫」；忍冬藤、木通，石葦，六一散：「清熱、解毒、利尿」；台烏藥：「溫腎行氣」（《袖珍中醫處方》）。如果小便混濁：萆薢 15 克；腰酸：加獨活 9 克、桑寄生 18～30 克。

## 30　骨髓炎

**骨髓炎**：是指一些化膿性細菌浸入骨髓而引起的炎症反應，常見有金黃色葡萄球菌，鏈球菌和大腸桿菌等。骨髓炎不是單純的骨髓腔發炎，而是包括骨和骨膜整個組織發炎。該病的發生一是由於病菌侵入機體，二是人體全身或局部骨組織抗病力降低，使入侵的病菌得以生存繁殖，而引起骨組織發炎。

**症狀**：臨床上分為急性期和慢性期。急性期往往有寒戰怕冷，高熱（39～40℃），起病 24 小時，有病部位（上肢或下肢）開始疼痛，拒按，有病部位的骨骼有明顯壓痛，靠關節的骨髓先起病。慢性期則表現為瘻管流膿，經久不癒。該病屬於中國醫學的「附骨疽」範疇。治療應

內治外治同時應用，才能取得療效。

### 方 一

【方劑組成】乳香、沒藥各 10 克，三七 40 克，阿膠珠 15 克，白芷 5 克，醋適量。

【製法與用法】取上藥焙乾研成細粉，以醋調成糊狀，貼於患處。阿膠珠製法：先將蛤粉置鍋內加熱至鬆散時，放入切好的阿膠小塊，炒至鼓起成圓珠狀，呈黃白色，立即取出，篩去蛤粉，放涼備用。

【主治與功效】活血祛瘀、消腫止痛。治骨髓炎急性期。

【方劑解釋】乳香、沒藥：「活血祛瘀，消腫止痛」；三七：「止血，散瘀，消腫，定痛」；阿膠珠：「滋陰補血，主堅筋骨」；白芷：「祛風，燥濕，消腫，止痛」（《中藥大辭典》）。

### 方 二

【方劑組成】黃連粉 65 克。

【製法與用法】取黃連粉 65 克，加水 2000 ml，煮沸 3 次，每次 15 分鐘，不去渣，冷卻備用。用時將藥液置於瓷杯內，浸泡患指，1 日 1 次，1 次 1～3 小時。浸畢按常規換藥包紮。

【主治與功效】瀉火解毒。治指骨骨髓炎。

【方劑解釋】黃連：「瀉火，燥濕，解毒」（《中藥大辭典》）。

### 方 三

【方劑組成】鮮菝葉 100 克，鮮魚腥草 100 克，鹽 3 克。

【製法與用法】將三味一起搗爛，塗於患處，1 日換藥 1 次。

【主治與功效】清熱解毒、行氣止痛。治骨髓炎。

【方劑解釋】菸葉：「行氣止痛，解毒殺蟲」；魚腥草：「清熱解毒，治疔瘡作痛」（《中藥大辭典》）。

方 四

【方劑組成】黃連、黃芩、黃柏各 30 克，食糖 100 克，三磷酸腺苷、人胎脂多糖或胎盤組織液各 10 支。

【製法與用法】將黃連、黃芩、黃柏水煎兩次，合併煎液，過濾，濃縮成 100 毫升，加食糖 100 克後，裝入輸液瓶高壓消毒，最後在已消毒的三黃液內加三磷酸腺苷，人胎脂多糖或胎盤組織液各 10 支，浸紗條，每週配藥 1 次，以免造成交叉感染。局部擴創，引流通暢，以生理鹽水加 75％酒精徹底沖洗後，以複方三黃液浸紗條引流換藥，同時用石膏固定患肢活動部位。

【主治與功效】瀉火解毒。慢性骨髓炎，伴低熱，時癒時發，關節強直，併發畸形等。

【方劑解釋】此方為一中西藥結合處方，使用簡單。黃連、黃芩、黃柏：「清熱燥濕，瀉火解毒」（《中藥學》）。

# 三、婦　科

## 1　痛　經

**痛經：**係婦女正值經期或行經前後，週期性出現小腹疼痛或痛引腰骶，甚則劇痛至昏厥者，稱痛經，也稱行經腹痛。發病有情志所傷，起居不慎或六淫為害等不同原因，也有因子宮發育不良或畸形，或子宮過度不正等而發生痛經的。

**症狀：**發病時小腹和腰部疼痛，甚至劇痛難忍，面色蒼白，頭面冷汗淋漓，手足厥冷，噁心嘔吐等。

**方　一**

【方劑組成】大蔥9個，生薑200克，食鹽500克。

【製法與用法】食鹽研細，生薑、大蔥搗爛，同放鍋內炒熱，以毛巾裹之熨痛處。

【主治與功效】開鬱散氣、散寒止痛。適用於痛經發作期。

【方劑解釋】生薑：「本品辛竄，走而不守，能溫胃止嘔，健脾開胃，開鬱散氣，除濕辟穢，尤長於溫胃止嘔……散寒止痛」；蔥：「陰部緊縮，小腹劇痛，肢厥汗出者，為陽氣大虛，陰寒內盛，用此通陽散寒以救急，取此搗爛炒熱熨臍，並以數莖擂爛酒煮灌之」；食鹽：「調和臟腑，消宿物，令人壯健。人卒小便不通，炒鹽納臍中」（《中藥大辭典》）。

本方之生薑、蔥白皆辛溫之品，辛溫之品灼熱以熨，增強溫熱之性，氣血得熱則行，遇寒則凝，行則通，通則不痛。鹽本鹹，鹹入血，以助藥行。本方在民間流傳已久，療效可靠。

然本方只是用於緩解、消除痛經症狀，係權宜之計，故於症狀緩解或消失後，又當針對痛經之因予以治療，方是治本之道。

### 方 二

【方劑組成】延胡索 20 克，黃酒適量。

【製法與用法】研細頓服，黃酒送下。

【主治與功效】活血行氣、導滯止痛。適用於痛經發作期。

【方劑解釋】延胡索：「本品辛散溫通，能活血行氣，為止痛佳品。《本草綱目》謂其『能行血中氣滯，氣中血滯，故專治一身上下諸痛，用之中的，妙不可言』」用之活血行氣，調經止痛（《中藥學》）。

本方亦為權宜之計，故於痛除之後，又應尋其致痛之因而治之。

### 方 三

【方劑組成】肉桂 20 克，艾葉 15 克，乾薑 15 克，五靈脂 10 克，沒藥 10 克，紅花 10 克，玄胡索 15 克。

【製法與用法】取諸藥加適量水煎煮兩次，合併煎液約 400 ml，分早、晚 2 次服用，1 日 1 劑，行經前 4 日連服 3 劑，下次行經前亦然。

【主治與功效】散寒、通脈、止痛。適用於痛經，痛有定處，呈刺痛，經色紫暗者。

常見病精選驗方解

【方劑解釋】肉桂：「本品辛行溫通力勝，偏走血分，溫經通脈功勝，故可用治冲任虛寒，寒凝血滯的閉經、痛經等症」；乾薑：「大辛大熱，能走能守，能溫裏散寒，助陽通脈」；沒藥：「活血止痛，消腫生肌，治血瘀經閉、痛經、心腹瘀痛……沒藥則以散瘀止痛之功見長，瘀血阻滯者多用之」（《中藥學》）；艾葉：「能通十二經，而尤為肝脾腎之藥，擅於溫中、逐冷、除濕，行血中之氣，氣中之滯，凡婦人血氣寒滯者，最宜用之」；五靈脂：「其功長於破血行血，做凡瘀血停滯作痛，產後血暈……血滯經脈。氣不得行，攻刺疼痛等證，在所必用」；紅花：「善通利血脈」；元胡：「能行血中氣滯，氣中血滯，故專治一身上下諸痛，用之中的，妙不可言」（《中藥大辭典》）。

本方當為寒凝血滯之痛經而設，肉桂溫中祛寒為主，乾薑、艾葉佐之，紅花、沒藥、靈脂行血和血，元胡、沒藥行氣止痛，合而用之，寒散血行，痛則止矣。

方　四

【方劑組成】五靈脂 10 克，酒製香附 15 克。

【製法與用法】取二藥加適量水煎煮兩次，合併煎液約 300 ml，分早、晚 2 次服用，1 日 1 劑，行經前 4 日連服 3 劑，下次行經前亦然。

【主治與功效】破血行血、止痛調經。適用於經前腹痛。

【方劑解釋】五靈脂：「其功長於破血行血，做凡瘀血停滯作痛，產後血暈……血滯經脈。氣不得行，攻刺疼痛等證，在所必用」；製香附：「理氣解鬱，止痛調經，

調血中之氣，解鬱」（《中藥大辭典》）。

## 2 閉 經

閉經：閉經之形成，有因臟腑功能失常以致沖任氣血失調，或臟腑虛虧而致沖任俱虛而發生的，有因沖任損傷，器質性受損而經不來者，也有因它病而致經不潮者，按「辨證求因」原則可分虛實兩種。

虛者多因先天不足或後天損傷，以致肝腎不足或氣血虛弱，血虛精少，血海空虛，無餘可下，也有陰虛血燥而致者；實者多因邪氣阻隔如氣滯血瘀或痰濕阻滯，脈道不通經血不得下行。

**症狀**：凡女子年逾 18 周歲月經尚未初潮，或已行經而又中斷達 3 個月以上者，稱為閉經。前者稱原發性閉經，後看稱繼發性閉經。少女初潮及更年期的月經改變，不屬閉經。

### 方 一

【方劑組成】蠶砂 120 克，黃酒 750 克。

【製法與用法】取酒加蠶砂罐貯封口，置水鍋中，文火煮 1 小時。濾去蠶沙，裝瓶，每晚溫飲 50～150 克。或分早晚服 2 次。

【主治與功效】除濕散寒、導滯調經。適用於閉經，脅脹，腹痛拒按。

【方劑解釋】蠶砂「本品辛甘發散，可以祛風，性溫而燥，又善除濕。……治療寒侵濕阻所致沖任失調、氣血凝滯的實症閉經」（《中藥學》）。

方 二

【方劑組成】雞蛋 2 個，益母草 15 克，當歸 15 克，紅糖少許。

【製法與用法】取藥加水與雞蛋同煮，蛋熟去殼加紅糖，復煮片刻，吃蛋喝湯。

【主治與功效】活血調經。治閉經。

【方劑解釋】益母草：「活血調經，利尿消腫，治月經不調，通經閉經」；當歸：「補血和血，調經止痛，潤燥滑腸，治月經不調，閉經腹痛」（《中藥大辭典》）。

方 三

【方劑組成】玄參 20 克，全當歸 15 克，生地 20 克。

【製法與用法】取三藥加適量水煎煮兩次，合併煎液約 300 ml，分早、晚 2 次服用。

【主治與功效】清熱養陰、祛瘀調經。治閉經，兼五心煩熱、潮熱者。

【方劑解釋】玄參「清熱養陰……質潤而寒，寒而不峻，潤而不膩，能清熱除煩，養陰生津」；當歸：「肝腎不足，氣血虛弱，或氣滯血瘀而致停經經閉者，用此滋腎補肝，祛瘀調經。」（《中藥學》）；生地：「解諸熱，破血，通利月水閉絕，亦利水道」（《中藥大辭典》）。本方以滋陰補血藥為主，當用於陰虛經閉者。

方 四

【方劑組成】山茱萸 100 克，紫河車一具。

【製法與用法】紫河車焙黃，與山茱萸共研細末，1 次服 15 克，1 日 2 次。

【主治與功效】補氣養血、通脈調經。治閉經，兼腰

膝酸軟，頭暈耳鳴。

【方劑解釋】山茱萸：「酸溫質潤，不寒不燥，能補肝腎，益精血，調肝氣，通血脈，壯骨髓，為平補肝腎之佳品」；紫河車「補氣、養血、益精。本品稟精血結孕而成，氣味甘溫，為大補元氣，滋陰補腎之通藥。具有溫而不燥，補而不滯的特點，尤以壯元陽，補元氣，益精血，安神志較為見長。」（《中藥學》）。

本方以滋養肝腎之山茱萸及大補精血之紫河車組成，故用於肝腎精血不足之閉經為宜。

## 3 月經不調

**月經不調**：是指月經不按週期來潮，時或提前時或延後在七天以上者。一般分為月經先期、月經後期、月經先後無定期三種情況。

**症狀**：本病以月經週期紊亂為臨床特徵，可連續兩、三個週期提前又出現一次退後，亦可能兩、三個週期推後又見一次提前，無一定規律，故又稱經行先後無定期。其病之成，多與腎虛、肝鬱、脾虛有關。其病機是由於氣血失調，沖任功能紊亂，導致血海蓄溢失常。

### 方 一

【方劑組成】黃芪200克，黨參200克，老母雞1隻，食鹽適量。

【製法與用法】黃芪、黨參、母雞同煮，雞熟為度，放入少量食鹽，去藥，食雞肉、飲湯。

【主治與功效】溫中益氣、升陽調經。治月經先期，色淡無味。

【方劑解釋】黃芪：「氣虛下陷，沖任不固而致崩漏下血」；黨參：「味甘氣平，不膩不燥，補中州，和脾胃，升清陽，益肺氣，為補肺氣虛之常用品」（《中藥學》）。雞肉：「溫中，益氣……治崩漏，帶下，產後乳少，病後虛弱」（《中藥大辭典》）。全方總以補益中氣，升陽為主。

## 方 二

【方劑組成】生地黃 40 克，地榆 20 克，梔子 20 克。

【製法與用法】取三藥加適量水煎煮兩次，合併煎液約 300 ml，分早、晚 2 次服用。

【主治與功效】涼血止血、斂澀固脫。治月經先期，色深或臭。

【方劑解釋】生地黃：「涼血止血……治月經過多」；地榆：「涼血止血……陰虛血熱所致崩中下血者，用此清降止血，斂澀固脫」；梔子：「涼血止血……熱傷血絡，迫血妄行而致吐血、衄血者，用此清熱瀉火，涼血止血」（《中藥學》）。

本方共三味藥組成，均為涼血止血之品，但生地黃、地榆偏於清血分虛熱；梔子偏於清血分實熱，故總以血熱之月經先期為宜。

## 方 三

【方劑組成】丹參 20 克，茯苓 20 克。

【製法與用法】文火煎，沸即去火，蓋鍋浸泡，半小時後濾渣，代茶飲。

【主治與功效】活血祛瘀、滲濕調經。治月經後期，量少。

【方劑解釋】丹參：「功擅活血祛瘀，微寒性緩，乃婦科通調經水常用之品……調婦女經脈不勻，血邪心煩」；茯苓：「本品味甘而淡，甘則補，淡則滲，能補中氣，健脾胃，滲水濕，調氣機，益中州，為補中益氣之常用品。」（《中藥學》）。

此方由兩味藥組成，茯苓善健脾利濕，有補而不戀邪，利而不傷正之功，宜於長服，久服，後天之本足則氣血生化有源。丹參具行血、活血、調經之功，去瘀生新，行而不破，故有「丹參一味、功兼四物」之說，合而用之，脾健氣血足，血行經自至。但宜長服，久服。

### 方 四

【方劑組成】硫黃10克，胡椒30克，香油適量。

【製法與用法】將硫黃、胡椒研末，香油調成糊狀，敷臍部，蓋以油紙，用紗布固定，1日1換。

【主治與功效】升陽溫脾、祛寒導滯。治月經後期，色淡或暗。

【方劑解釋】硫黃：「秉純陽之精，賦大熱之性，能補命門真火不足，且其性雖熱而疏利大腸，又與燥澀者不同，蓋亦救危妙藥也」；胡椒「本品辛熱燥散，氣味俱厚，能溫脾胃，除寒濕，暖大腸，消冷積，開胸中寒痰冷氣，除胃腸風冷寒邪」（《中藥大辭典》）。

硫黃為火中之精，壯陽之品，胡椒祛寒，二藥合之，當治腎陽衰微，寒邪凝滯之月經後期症。

### 方 五

【方劑組成】柴胡100克，枳殼100克，蜂蜜適量。

【製法與用法】取焙乾二藥研末，與蜂蜜調和為丸，

每丸 15 克，1 次 l 丸，1 日服 3 次。

【主治與功效】疏肝解鬱、調經止痛。治月經無定期，伴精神抑鬱、胸悶不舒

【方劑解釋】柴胡：「本品能條達肝氣，疏肝解鬱，調經止痛，故科研治血虛肝旺，頭痛目眩，月經不調，經行腹痛等症……肝氣鬱滯而致月經不調，痛經者，用此疏肝解鬱」（《中藥學》）。

枳殼：功能類似枳實，而作用較緩，具行氣而不破氣，行血而不破血之效，佐柴胡以疏肝理氣，行血中之滯而達調經之效。

## 4 帶　下

帶下：是指婦女陰道內流出的一種黏稠液體，如涕如唾，綿綿不斷，通常稱「白帶」。

症狀：女子在發育成熟期，或經期前後、妊娠初期，白帶可相應增多，不作病論。如帶下量多，或色、質、氣味發生變化，或伴有全身症狀者，即稱「帶下病」。

方　一

【方劑組成】大蔥子 50 克，艾葉 15 克，白糖適量。

【製法與用法】文火炒蔥子至黃研細末，水煎艾葉，取湯放入適量白糖，艾葉湯送蔥子末 10 克，分早、晚 2 次服用。

【主治與功效】理氣祛寒。治白帶或淡紅帶。

【方劑解釋】蔥子一藥，目前尚無藥性記載；艾葉：「辛溫，理氣血，逐寒濕，治帶下」（《中藥大辭典》）。

**方 二**

【方劑組成】益母草 30 克，蒼朮 30 克，枯礬 15 克，豆腐適量。

【製法與用法】取益母草、蒼朮、桔礬（為末），合豆腐共煎，食豆腐，飲湯。

【主治與功效】清熱解毒、燥濕健脾。治黃帶。或伴有臭味。

【方劑解釋】益母草：「消炎解毒」；蒼朮：「燥濕健脾，祛風勝濕……可用於黃、白帶下等」（《中藥學》）；枯礬：「消痰、燥濕、治白帶」（《中藥大辭典》）。

全方由三味藥組成，益母草微寒，以清熱解毒，蒼朮燥濕健脾，枯礬收澀止帶，豆腐甘涼，以助清熱祛濕之力，故可用於濕熱所致帶下症。

**方 三**

【方劑組成】黃柏 100 克，木通 50 克。

【製法與用法】取二藥焙乾研末，每服 10 克，每日分早晚 2 次服用。

【主治與功效】清熱燥濕、瀉火導滯。治黃帶、赤帶或伴臭味。

【方劑解釋】黃柏：「脾虛肝鬱，濕熱下注，帶下稠黃者，用此清熱燥濕」；木通：「清熱利尿，瀉火導濕」（《中藥學》）。二味均為苦寒之品，寒則清熱，苦則泄火，黃柏燥濕，濕去帶止，木通利尿，尿利濕除，故用於熱象重之黃、赤帶下。

**方 四**

【方劑組成】白果 30 克，黃酒適量。

【製法與用法】取白果焙乾研細，黃酒沖服，每日 3次，每次 3 克。

【主治與功效】止帶縮尿。治帶下。

【方劑解釋】白果：「斂肺氣，定喘咳，止帶濁，縮小便，治哮喘，痰咳，白帶，白濁等」（《中藥大辭典》）。

## 5　不孕症

**不孕症**：凡婚後夫婦同居兩年以上，未避孕而不受孕者，稱「原發性不孕」。如曾生育或流產後兩年以上，未避孕而不受孕者，稱「繼發性不孕」。此病治療時，應排除男方原因或女方有生理疾病，不應盲目。

### 方　一

【方劑組成】雞蛋 1 個，藏紅花 1.5 克。

【製法與用法】將雞蛋打一小口，放入藏紅花，攪勻蒸熟即得。經期臨後一天開始服用，一天吃 1 個，連吃 6個；然後在下一個月經期臨後一天再開始服用，如此持續3～4 個經期。若服後下次月經未來，應暫停，做一下妊娠檢查。

【主治與功效】活血通經。治體虛不孕。

【方劑解釋】藏紅花：「活血通經，祛瘀止痛，……治熱病胎死等」（《中藥大辭典》）。此為一民間偏方，使用簡單。

### 方　二

【方劑組成】吳茱萸 40 克，川椒 40 克，蜂蜜適量。

【製法與用法】取二藥焙乾共研細末，加煉蜜合為丸劑，消毒紗布裹，納入陰道中，1 日 1 換，連用 1 月。

【主治與功效】溫中散寒。疏肝除濕。治宮寒不孕。

【方劑解釋】吳茱萸：「溫中散寒，疏肝止痛」；川椒：「溫中散寒，除濕，止痛，殺蟲」（《中藥大辭典》）。

## 方 三

【方劑組成】當歸30克，紫河車12克，杜仲10克，山藥20克，紅棗20克。

【製法與用法】取諸藥焙乾共研細末，調蜂蜜沖服，1日1劑，分3次服用。

【主治與功效】補血養血、補氣益精。治體虛不孕。

【方劑解釋】當歸：「補血和血，調經止痛」；紫河車：「補氣，養血，益精」；杜仲：「補肝腎，強筋骨，安胎」；山藥：「健脾，補肺，固腎，益精」；紅棗：「補脾和胃，益氣生津，調營衛，解藥毒」（《中藥大辭典》）。

## 方 四

【方劑組成】覆盆子（酒炒）12克，杜仲（鹽炒）9克，紅糖適量。

【製法與用法】取二藥加水適量煎汁，服用時加紅糖適量調服。1日3次。在經前1週開始服用，連服半月，下次經前再按同法服半個月。

【主治與功效】益腎氣、滋精血。治多年不孕。

【方劑解釋】覆盆子：「補肝腎，縮小便，助陽，固精」；杜仲：「補肝腎，強筋骨，安胎」（《中藥大辭典》）。

## 6　先兆流產

**先兆流產**：是指妊娠期陰道少量下血，時下時止而無腰酸腹痛者，或妊娠期腰酸腹痛或下腹墜脹，或伴少量陰道出血者，前者稱為胎漏，後者稱為胎動不安。

胎漏、胎動不安常是墜胎、小產的先兆，現代醫學稱之先兆流產。

**症狀**：多發於妊娠初期，常見突然陰道少量下血，或伴腰酸腹痛或下腹墜脹。

### 方　一

【方劑組成】阿膠 20 克，白朮 20 克，黃芩 10 克，童便適量。

【製法與用法】用適量水先煎白朮、黃芩，去渣，取湯放入阿膠烊化，分早、晚 2 次新鮮童便送服。

【主治與功效】止血固損、涼血安胎。治胎動不安。

【方劑解釋】阿膠：「妊娠腹痛，因損傷血虛而致失血胎動腹痛者，用此止血固損」；白朮：「脾虛胎熱而致胎動不安者，借本品健脾固氣之功以安胎，常與黃芩為伍，以收益氣清熱，養血安胎之功」；黃芩：「涼血，安胎……清胞宮之熱而安胎……除胎熱亦不傷正氣，為清熱涼血安胎之聖藥」（《中藥大辭典》）。

### 方　二

【方劑組成】生艾葉 20 克，桑寄生 20 克。

【製法與用法】用適量水煎二味藥，去渣，代茶飲。1 日 1 劑，連服 10 日。

【主治與功效】溫中開鬱、調中安胎。治胎動不安。

【方劑解釋】艾葉：「溫中開鬱，調中安胎」（《中藥大辭典》）；桑寄生：「可用於肝腎虧虛，胎動不安，胎漏下血」（《中藥學》）。兩者伍用可治勞傷沖任而致妊娠胎動不安，漏血不止，腰痛、腹痛者。

### 方 三

【方劑組成】杜仲（切片）20 克，川續斷（酒炒）30 克，山藥 30 克。

【製法與用法】取諸藥加適量水煎煮兩次，合併煎液約 400 ml，分早晚兩次服用，1 日 1 劑。

【主治與功效】補肝健脾、益精安胎。治腰酸腹痛，先兆流產。

【方劑解釋】杜仲：「補肝腎，強筋骨，安胎」；川續斷：「補肝腎，強筋骨，續折傷，止崩漏」；山藥：「健脾，補肺，固腎，益精」（《中藥大辭典》）。

## 7　習慣性流產

**習慣性流產**：是指自行墜胎或小產連續三次或三次以上者，俗稱「滑胎」。多由於先天不足，或人工流產次數過多等因素，導致脾腎兩虛，氣血不足，胚胎著床不固。

### 方 一

【方劑組成】縮砂仁 100 克，焦黃芩 300 克，焦白朮 300 克。

【製法與用法】取三藥共研細末，1 次服 10 克，1 日 3 次。

【主治與功效】清熱燥濕、行氣安胎。治各種類型習慣性流產。

【方劑解釋】砂仁：「能行氣和中安胎，常用於肝氣鬱結失於疏泄，沖脈之氣上逆，胃失和降而致妊娠惡阻之症痛」；黃芩：「清熱燥濕」；白朮：「健脾益氣」（《中藥學》）。

### 方 二

【方劑組成】白朮 15 克，菟絲子 15 克，砂仁 6 克，桑寄生 10 克，杜仲 10 克，炙甘草 6 克。

【製法與用法】取諸藥加適量水煎煮兩次，合併煎液約 400 ml，分早晚 2 次服用。本方從懷孕之月服起，每月 5 劑，服至度過上次墜胎月份即可。

【主治與功效】健脾益氣，補腎安胎。治各種類型習慣性流產。

【方劑解釋】白朮、炙甘草、砂仁：「健脾益氣，寬中安胎」；菟絲子、桑寄生、杜仲：「補腎安胎」（《中藥大辭典》）。

此方著重於調補脾腎，使化源充裕，腎氣旺盛，則沖任和，胎氣得固。如果腹痛甚者：加白芍以緩急止痛；小腹下墜：加黨參、升麻以補氣攝胎；出血者：加苧麻根、阿膠、艾炭以止血安胎；血熱者：加黃芩、旱蓮草、栀子、生地、地榆炭等以清熱涼血。除服中藥外，尚應囑患者懷孕後宜避免體力勞動及精神緊張。

## 8  乳腺炎

**乳腺炎**：一般多見於初產的哺乳期婦女，是因為奶汁淤積，或乳頭皸裂感染細菌引起，俗稱「乳癰」。

**症狀**：病見乳房腫脹、結塊、有觸痛感。常伴有寒

熱、頭痛、煩躁口渴。乳房腫脹漸增，紅、腫、熱、痛明顯，終至潰膿，消散。

### 方　一

【方劑組成】鮮蒲公英 100 克，鮮野菊花 50 克。

【製法與用法】取二藥搗爛敷患處。

【主治與功效】清熱解毒、散結消腫。治乳腺炎。

【方劑解釋】蒲公英：「乳癰初起，紅腫堅硬，灼熱疼痛者，用之解毒消腫」；野菊花：「療癤癰疽，火毒蘊結，紅腫疼痛者，用此破血消滯，散結消腫」（《中藥學》）。

### 方　二

【方劑組成】蒲公英 50 克，金銀花 25 克，鹿角霜 10 克，柴胡 15 克，栝蔞實 25 克，甘草 15 克。

【製法與用法】取諸藥加適量水煎煮兩次，合併煎液約 400 ml，分早晚兩次服用，1 日 1 劑。

【主治與功效】清熱解毒、疏肝理氣。治乳腺炎，症見乳癰腫痛，結塊不散。

【方劑解釋】蒲公英、金銀花係清熱解毒要藥，鹿角霜善攻癰瘡惡毒，柴胡、栝蔞實疏肝、理氣、寬中，甘草解毒清熱，合之為一治療肝氣鬱滯而致乳癰之方（《醫話奇方》）。

### 方　三

【方劑組成】蒲公英、赤芍藥各 30 克，青皮、王不留行各 10 克，甘草 6 克。

【製法與用法】取諸藥加適量水煎煮兩次，合併煎液約 400 ml，分早晚兩次服用，1 日 1 劑。

【主治與功效】清熱解毒，疏肝理氣，活血化瘀。治乳腺炎。

【方劑解釋】蒲公英：「清熱解毒，消癰散結，擅治乳癰」為方中主藥；輔以赤芍：「涼血化瘀」；王不留行：「活血化瘀，下乳消腫」；青皮：「疏肝理氣，通乳疏壅」；甘草：「清熱解毒，調和諸藥」（《中藥大辭典》）。諸藥合用，清熱解毒，疏肝化瘀，有良好的通乳和消炎作用。

## 9 乳腺增生與乳腺囊腫

**乳腺增生與乳腺囊腫**：是指由於乳腺小葉增生或囊性增生，使乳房出現形狀不同、大小不等的硬結腫塊。

**症狀**：病見乳房腫脹、結塊，有觸痛感或無觸痛感，發病緩慢，以中青年婦女多見。

### 方 一

【方劑組成】桂枝、茯苓、牡丹皮（去心）、芍藥、桃仁（去皮尖）各60克，蜂蜜（煉）適量。

【製法與用法】取諸藥焙乾研成細粉，加煉蜜合成丸，每日於飯前服6～9克，1日2次。

【主治與功效】溫通經脈，活血消疲。治乳腺增生症。

【方劑解釋】本方為化瘀消瘕名方。桂枝：「溫通血脈」；芍藥：「行血中瘀滯」；丹皮：「涼血散瘀」；桃仁：「活血破瘀」；茯苓：「淡滲下行」（《中藥大辭典》）。為蜜丸取緩和藥力之意。故全方能溫通經脈，活血消疲。

三、婦科

## 方 二

【方劑組成】乳香、沒藥各 10 克，大黃 15 克，冰片 5 克。

【製法與用法】取諸藥共研細末，用雞蛋清調敷患處。3 天換藥 1 次。

【主治與功效】活血化瘀、消腫止痛。治乳腺增生症。

【方劑解釋】乳香、沒藥：「活血祛瘀，消腫止痛」；大黃：「有清熱解毒作用，常用於燙火傷及熱毒瘡瘍」（《中藥學》）。

## 方 三

【方劑組成】全蠍 160 克，瓜蔞 25 個。

【製法與用法】將瓜蔞開孔，全蠍分裝於瓜蔞內，置缸瓦片上焙存性，研細末，1 次服 3 克，1 日服 3 次，溫開水調服，連服 1 月。

【主治與功效】祛風通絡、解毒散結。治乳腺纖維瘤、乳腺小葉增生。

【方劑解釋】全蠍：「祛風，止痙，通絡，解毒」；瓜蔞：「潤肺，化痰，散結，滑腸……治癰腫初起」（《中藥大辭典》）。

## 方 四

【方劑組成】露蜂房、半支蓮、山慈菇、山豆根各 120 克，煉蜜適量。

【製法與用法】取上藥焙乾研成細粉，加煉蜜合為丸，每粒重 6 克。1 日服 2 次，1 次服 1 粒。3 個月為以療程。

常見病精選驗方解

【主治與功效】祛風解毒、散結止痛。治乳腺增生。

【方劑解釋】露蜂房：「祛風，攻毒，殺蟲，治……乳癰，疔毒，瘰癧等」；半支蓮：「清熱解毒」；山慈菇：「消腫，散結化痰，解毒」；山豆根：「清火，解毒，消腫，止痛」（《中藥大辭典》）。

## 10　妊娠水腫

**妊娠水腫**：是指妊娠期婦女肢體、面目出現水腫，俗稱「子腫」。多因婦女懷孕期間脾虛、腎虛及氣滯所致。

**症狀**：妊娠期出現肢體或面目水腫，行走不便，氣喘等。

### 方　一

【方劑組成】薏苡仁9克，茯苓皮9克，大棗10枚。

【製法與用法】取諸藥加適量水煎煮兩次，合併煎液約400 ml，分早晚兩次服用，1日1劑。

【主治與功效】清熱利濕、益氣生津。治脾虛濕盛性妊娠水腫。

【方劑解釋】薏苡仁：「健脾，補肺，清熱，利濕」；茯苓皮：「利水，消腫」；大棗：「補脾和胃，益氣生津，調營衛，解藥毒」（《中藥大辭典》）。

### 方　二

【方劑組成】天仙藤15克，茯苓9克，陳皮6克。

【製法與用法】取諸藥加適量水煎煮兩次，合併煎液約400 ml，分早晚2次服用，1日1劑。

【主治與功效】行氣活血、滲濕利水。治妊娠水腫。

【方劑解釋】天仙藤：「行氣化濕，活血止痛」；茯

苓：「滲濕利水，益脾和胃，寧心安神」；陳皮：「理氣，燥濕，化痰」（《中藥大辭典》）。

### 方 三

【方劑組成】茯苓 10 克，豬苓 10 克，白朮 10 克。

【製法與用法】取諸藥加適量水煎煮兩次，合併煎液約 400 ml，分早晚 2 次服用，1 日 1 劑。

【主治與功效】補脾和中、滲濕利水。治妊娠水腫。

【方劑解釋】茯苓：「滲濕利水，益脾和胃，寧心安神」；豬苓：「利尿滲濕，治小便不利，水腫脹滿等」；白朮：「補脾，益胃，燥濕，和中」（《中藥大辭典》）。

### 11　崩　漏

崩漏：是指婦女不在行經期間，陰道大量出血，或持續下血，淋漓不斷者，前者稱崩中，後者稱漏下。崩與漏出血情況雖不同，但二者常相互轉化。一般以來勢急、出血量多的稱崩；出血量少或淋漓不淨的為漏。崩與漏可互相轉化。如崩日久，氣血大衰，可變成漏；久漏不止，病勢日進，亦能成崩。故稱之為「崩漏」。

症狀：崩漏是多種婦科疾病所表現的共有症狀，如：功能性子宮出血、女性生殖器炎症，腫瘤等所出現的陰道出血，都屬崩漏範疇。

### 方 一

【方劑組成】仙鶴草 30 克，血見愁 30 克，旱蓮草 30 克。

【製法與用法】取諸藥加適量水煎煮兩次，合併煎液約 400 ml，分早中晚 3 次服用，1 日 1 劑。

【主治與功效】涼血止血。適用於陰道出血量多。

【方劑解釋】仙鶴草、血見愁：「止血」；旱蓮草：「滋補肝腎，涼血止血」（《中藥大辭典》）。

### 方 二

【方劑組成】當歸 15 克，白芍 15 克，陳阿膠 30 克。

【製法與用法】取諸藥加適量水煎煮兩次，合併煎液約 400 ml，分早中晚 3 次服用，1 日 1 劑。

【主治與功效】補血和血、調經止痛。適用於老年婦女血崩。

【方劑解釋】當歸：「補血和血，調經止痛，燥濕滑腸」；白芍：「養血柔肝……通順血脈，緩中，散惡血，逐賊血」；陳阿膠：「滋陰補血」（《中藥大辭典》）。

### 方 三

【方劑組成】百草霜 20 克，龍骨 20 克，童便適量。

【製法與用法】百草霜和龍骨研末，分早、晚 2 次用新鮮童便送服。

【主治與功效】止血消積、收斂固澀。治各種崩漏。

【方劑解釋】百草霜：「止血，消積，治吐血，衄血，便血，血崩，帶下……止上下諸血，婦人崩中帶下」（《中藥大辭典》）；龍骨：「本品味澀能斂，有收斂固澀之功效……治療氣虛不攝，沖任不固之崩漏、帶下」（《中藥學》）。

### 方 四

【方劑組成】三七粉 15 克，棕炭 15 克，百草霜 15 克，血餘炭 15 克，棉花籽炭 25 克，陳醋適量。

【製法與用法】取諸藥共研細末，用適量陳醋沖服，1

次服 5 克，1 日服 3 次。

【主治與功效】止血化瘀。治崩漏，瘀血型為宜。

【方劑解釋】三七：「功長於止血、化瘀、行滯、止痛，具有止血不留瘀、活血不破血之長，為內外傷血證之良藥。常用於吐血、咳血、便血、跌打傷損，可用於崩漏、胸痛、胸痹等」（《中藥學》）；

棕炭：「苦能泄熱，澀可收脫，燒黑能止血，治吐衄下利，崩漏腸風，失血多者」；百草霜：「專治失血，吐衄便血，產漏諸血」；血餘炭：「消瘀，止血，治吐血，鼻衄，齒齦出血，血痢、血淋，崩漏」；棉花子：「溫腎，補虛，止血，治陽痿，睾丸偏墜，遺尿，痔血，脫肛，崩漏，帶下」（《中藥大辭典》）。

## 12　陰　癢

陰癢：是婦科常見的一種症狀，相當於現代醫學稱之的滴蟲性陰道炎；黴菌性陰道炎、外陰濕疹等。

症狀：外陰及陰道癢痛難忍，坐臥不安，有時可波及肛門周圍，或伴有不同程度的帶下。

### 方 一

【方劑組成】蛇床子 1O 克，川椒 10 克，明礬 10 克，苦參 10 克，百部 10 克。

【製法與用法】取諸藥加適量水煎煮兩次，合併煎液約 2000 ml，趁熱先薰後坐浴，1 日洗 1 次，10 次為 1 療程。若陰癢破潰者則去川椒。

【主治與功效】祛風、燥濕、殺蟲、止癢。治濕熱下注陰癢。

【方劑解釋】蛇床子：「祛風，燥濕，殺蟲」；川椒：「溫中散寒，殺蟲，止癢」；明礬：「消痰，燥濕，止瀉，止血，解毒，殺蟲」；苦參：「清熱，燥濕，殺蟲」；百部：「止咳，殺蟲」（《中藥大辭典》）。

方 二

【方劑組成】豬膽 1 個，五倍子 15 克，白礬 5 克。

【製法與用法】取五倍子、白礬適量加水煎煮，取汁約 500 ml，去渣加入豬膽汁，洗患處。

【主治與功效】清熱解毒、燥濕殺蟲、祛風止癢。治陰癢。

【方劑解釋】豬膽：「通小便，敷惡瘡，殺疳癢」；白礬：「風熱濕毒凝滯脈絡而致黃水淋瀝者，用此燥濕清熱，收濕止癢」；五倍子：「解毒療瘡，有燥濕殺蟲、祛風止癢、清熱解毒、斂瘡生肌之功……多外用」（《中藥大辭典》）。

方 三

【方劑組成】白頭翁、黃連各 30 克。

【製法與用法】取二藥共研末，1 次服 15 克，1 日服 2 次。

【主治與功效】清熱解毒、燥濕止癢。治陰癢。

【方劑解釋】白頭翁：「清熱解毒，涼血止痢，本品苦寒降泄，尤善清胃腸濕熱及血分濕毒，……可治陰癢帶下」；黃連：「清熱燥濕，瀉火解毒……血熱血毒之不挾濕邪者，自尤清血解毒之劑，亦非專恃黃連可以通治也」（《中藥學》）。

## 方 四

【方劑組成】苦參 20 克，蛇床子 15 克，黃柏 15 克。

【製法與用法】取三藥水煎兩次，合併煎液約 1000 ml，趁熱薰洗患處。

【主治與功效】清熱燥濕、殺蟲止癢。治陰癢。

【方劑解釋】苦參：「陰癢，濕熱下注，夏感病蟲，蟲蝕陰中，致令陰癢，用之清熱燥濕，殺蟲止癢」；蛇床子：「治陰癢，帶下，陰囊濕疹」；黃柏：「清熱燥濕，瀉火解毒……治帶下濕疹」（《中藥大辭典》）。

## 13　陰道炎

**陰道炎**：主要有滴蟲性陰道炎及黴菌性陰道炎兩種，二者均為婦科常見病之一。滴蟲是由接觸進行傳染的，如使用公共廁所（如坐式便池、馬桶、便盆等）、浴池、腳布、游泳，或由性交及醫療器械消毒不嚴而直接傳染。黴菌傳染式同滴蟲性陰道炎，孕婦及糖尿病患者較多見，此外，長期使用抗菌素或接受放射治療的患者，由於菌群發生紊亂也易發病。

**症狀**：白帶增多及外陰、陰道搔癢，可伴有外陰、陰道灼痛，排尿時尤為明顯。還可有尿頻、尿痛及性交痛。白帶黏稠，呈白色豆渣樣或凝乳樣。有時白帶稀薄，含有白色片狀物或表現正常。

檢查見小陰唇內側及陰道黏膜附有白色片狀薄膜。擦除後，可見整個陰道黏膜紅腫。急性期還可見受損的糜爛面或表淺潰瘍。

方 一

【方劑組成】新鮮豬膽汁若干。

【製法與用法】將新鮮豬膽汁裝入大輸液瓶內，加蓋密封高壓滅菌後，置冰箱內貯存備用。用時以 1% 乳酸沖洗陰道，無菌乾棉球擦拭陰道壁、前、後穹窿和宮頸，然後用消毒棉簽蘸豬膽汁擦上述清拭過的部位。塗藥不應留空隙，1 日 1 次，連續 3 日為 1 療程。

【主治與功效】殺蟲解毒。治滴蟲性陰道炎。

【方劑解釋】豬膽汁有燥濕，解毒，抑菌，殺蟲作用。此方簡單易行。

方 二

【方劑組成】六神丸適量。

【製法與用法】患者臨睡前用潔淨開水清洗外陰，上床後仰臥位，取六神丸 15 粒塞入陰道，每晚 1 次，經期停用，6 天 1 個療程。

【主治與功效】清熱解毒、殺蟲止癢。治滴蟲性陰道炎。

【方劑解釋】六神丸內含牛黃、雄黃、麝香、蟾酥、冰片、珍珠粉，具有清熱止痛，解毒殺蟲，消腫之功效。

方 三

【方劑組成】虎杖根 100 克。

【製法與用法】取虎杖根加水 1500 ml，煎至 1000 ml，過濾取汁，趁熱坐浴 10～15 分鐘，1 日 1 次，7 天 1 個療程。

【主治與功效】清熱解毒。治黴菌性陰道炎。

【方劑解釋】虎杖：「利濕退黃，清熱解毒，散瘀定

痛」（《中藥學》）。虎杖根內含大黃素、丹寧酸等，有較強的抗菌作用。

## 方 四

【方劑組成】黃連、黃芩、黃柏、紫草根各 60 克，枯礬、硼砂各 120 克，冰片 2 克。

【製法與用法】先將黃連、黃芩、黃柏、紫草根烘乾研成粉末，過 100 目篩；另將枯礬研細過篩；再將硼砂置鐵鍋內烤乾去水，研細過篩。最後加冰片與各種粉末研合均勻過篩，裝瓶密閉備用。

用時先以 0.1%高錳酸鉀溶液沖洗陰道、外陰，用消毒紗布或棉球擦乾，取藥粉 2 克，用棉簽蘸取塗於患處，1日 1 次，7 天為 1 療程。

【主治與功效】清熱解毒、燥濕殺蟲。治滴蟲性和黴菌性陰道炎。

【方劑解釋】方中黃連、黃芩、黃柏：「清熱解毒，燥濕」；紫草根：「涼血解毒，殺蟲」；硼砂：「清熱解毒，對皮膚黏膜有收斂保護作用，並能抑制細菌生長」；枯礬：「收斂，燥濕止癢」（《現代實用方劑》）。

## 14 盆腔炎

**盆腔炎**：是指婦女內生殖器官的炎症（包括子宮、輸卵管及卵巢炎），盆腔結締組織炎及盆腔腹膜炎。臨床上可分為急性和慢性兩種，急性盆腔炎多發生於分娩、流產、宮腔內手術操作時消毒不嚴，或因經期不衛生，病原體乘機侵入；也可繼發於宮腔內其他臟器的感染。如闌尾炎、膀胱炎等。

慢性盆腔炎多由急性盆腔炎治療不當遷延而致，但也有急性期不明顯，開始發病即為慢性者，病情常較頑固，當機體抵抗力低下時易急性發作。

症狀：主要表現為高熱、惡寒、頭痛、精神不振，食慾差、腹脹、下腹疼痛，疼痛可向兩側大腿放射，帶下量多等。

方 一

【方劑組成】當歸9克，香附9克，益母草12克。

【製法與用法】取諸藥加適量水煎煮兩次，合併煎液約400 ml，分早晚2次服用，1日1劑。

【主治與功效】消炎解毒、理氣解鬱。治慢性盆腔炎。

【方劑解釋】當歸：「補血和血，調經止痛，燥濕滑腸」；益母草：「消炎解毒」；香附：「理氣解鬱，止痛調經，治……月經不調，崩漏帶下」（《中藥大辭典》）。

方 二

【方劑組成】銀花30克，連翹30克，紅藤30克，敗醬草30克，薏苡仁12克，丹皮9克，梔子12克，赤芍2克，桃仁12克，延胡索9克，川楝子9克，乳藥、藥沒各4.5克。

【製法與用法】取諸藥加適量水煎煮兩次，合併煎液約600 ml，分早晚2次服用，1日2劑，每6小時服1次。

【主治與功效】清熱利濕，祛瘀解毒。適用於急性盆腔炎期，伴高燒。

【方劑解釋】方中銀花、連翹、紅藤、敗醬草：「清熱解毒」；薏苡仁、丹皮、梔子、赤芍：「清熱去濕、涼

血祛瘀」；桃仁、延胡索、乳沒：「活血化瘀，理氣止痛」；川楝子：「疏肝理氣」（《中藥大辭典》）。該方為一老中醫經驗方，對盆腔炎急性期伴發熱有顯效。

方 三

【方劑組成】紫花地丁、蒲公英各 50 克，敗醬草，白花蛇舌草各 30 克，苦參根 15 克。

【製法與用法】取上藥煎煮兩次，合併煎液，濃縮成 1000 ml，後加防腐劑裝瓶備用。每次取 50 ml，加開水稀釋到 100 ml，藥溫在 38℃左右，保留灌腸。灌腸時肛管須插入肛門 10 cm 左右，速度宜慢。1 日 1 次，10 天為 1 療程。

【主治與功效】清熱燥濕，涼血解毒。適用於急、慢性盆腔炎。

【方劑解釋】方中苦參：「清熱燥濕」；紫花地丁、蒲公英、敗醬草、白花蛇舌草四藥相合：「清熱解毒，消癥散結」。本方作為一種灌腸劑·，藥液進入血循環豐富的直腸後，易為腸壁吸收而起效，副作用小，收效快。

## 15 子宮脫垂

子宮脫垂：多發於從事體力勞動的婦女人群。主要是由於身體虛弱，產後過早下地勞動，或生育過多所引起。

症狀：病人自覺會陰處有下墜感，陰道有腫物脫出，伴有腰痛、尿頻或尿失禁等症。

方 一

【方劑組成】丹皮 15 克，五倍子 9 克，訶子肉 9 克。

【製法與用法】取諸藥加水適量煎煮成約 1000 ml，睡前趁熱薰洗，1 日 1 次。

【主治與功效】清熱涼血、活血散瘀。治中度子宮脫垂。

【方劑解釋】丹皮：「清熱涼血，活血散瘀，通經止痛」；五倍子：「斂肺，澀腸，止血，解毒」；訶子肉：「斂肺，澀腸，下氣，注冷氣心腹脹滿，下宿物」（《中藥大辭典》）。

方 二

【方劑組成】活蚌1個，冰片1克，香油適量。

【製法與用法】將活蚌取殼，煅成淨粉，水飛取極細末，每次取15克加冰片研勻，用香油調成糊狀，用消毒鵝毛蘸敷患處。如分泌物過多，可用乾粉撒敷。每日用藥1～2次。

【主治與功效】清熱燥濕、消腫止痛。治子宮重度脫垂。

【方劑解釋】蚌粉：「清熱燥濕」；冰片：「通諸竅，三鬱火，消腫止痛」（《中藥大辭典》）。

方 三

【方劑組成】枳殼24克，益母草30克。

【製法與用法】每早水煎枳殼1次服，每晚水煎益母草1次服。連續服用2－3月。

【主治與功效】破氣行瘀。治子宮脫垂。

【方劑解釋】枳殼：「破氣，行痰，消積，每早水煎枳殼1次服，治下痢後重，脫肛，子宮脫垂」；益母草：「活血，破血，調經，解毒」（《中藥大辭典》）。

方 四

【方劑組成】白胡椒、附片、肉桂、白芍、黨參各20

克，紅糖 60 克。

【製法與用法】取以上諸味藥共研細末，加紅糖 60 克，合勻分成 30 包，每日早晚空腹服 1 包，開水送下。服前先飲少量黃酒或 1 小杯白酒。15 天為 1 療程。忌食生冷。

【主治與功效】升提固脫，溫補脾腎。治子宮脫垂。

【方劑解釋】方中黨參：補脾益氣，升舉清陽；附子、肉桂：辛甘大熱，溫補腎陽；白胡椒：溫中散寒；白芍：滋陰養血以防辛燥之品過甚耗傷津液。本方內服配以外用五倍子、椿根皮收斂除濕，如此則效更捷（《現代實用方劑》）。

## 16　子宮肌瘤

子宮肌瘤：又稱子宮纖維肌瘤，是女性生殖器官中常見的一種良性腫瘤，主要由子宮平滑肌細胞及少量結締組織構成，多見於 30～50 歲的婦女。

症狀：可無任何不適，即使腫瘤已達一定大小，往往因其他情況行婦科檢查或偶爾自行腹部觸摸時才發現。

方 一

【方劑組成】當歸、炮山甲、桃仁、莪朮、香附、續斷、夏枯草、懷牛膝各 12 克，王不留行、三棱各 9 克，昆布 15 克，薏苡仁 30 克。

【製法與用法】取諸藥加適量水煎煮兩次，合併煎液約 600 ml，分早晚 2 次服用，1 日 1 劑。

【主治與功效】活血化瘀、軟堅散積。治子宮肌瘤。

【方劑解釋】方中當歸、炮山甲、桃仁、莪朮、王不

留行、三棱：「活血化瘀，消症散積」；香附：「理氣解鬱」以助活血；昆布、夏枯草：「軟堅散積」；薏苡仁：「健脾利濕」以杜生痰之源；續斷、懷牛膝：「扶正以補腎陽」。

全方痰瘀合治，攻補兼施，對於鵝蛋或雞蛋大小的壁間肌瘤有良好的療效。而巨大腫瘤及腺肌病以手術為宜。

如果氣虛：加黨參或太子參；血虛：加雞血藤、白芍；脾虛：加白朮、茯苓；肝腎陰虛：加枸杞、桑椹、旱蓮草。

### 方 二

【方劑組成】桂枝 10 克，茯苓 10 克，桃仁 10 克，丹皮 10 克，赤芍 10 克，生牡蠣 30 克，鱉甲 10 克，卷柏 10 克，蘄艾 10 克，青皮 10 克，川斷 10 克，黃柏 10 克，北芪10 克，蜂蜜適量。

【製法與用法】取諸藥共研成末，蜜製成丸，每丸重 10 克。1 次服 1 丸，1 日 3 次。連服 1 個療程，每個療程 1.5～3 個月。

【主治與功效】溫經行血、軟堅散結。治子宮肌瘤。

【方劑解釋】本方由《金匱要略》桂枝茯苓丸加味而成。方中桂枝、蘄艾：「溫經行血」；青皮、桃仁、丹皮、赤芍：「活血行氣」；茯苓：「健脾利濕」；北芪：「補氣以助活血」；生牡蠣、鱉甲：「軟堅散結」；卷柏、黃柏：「清熱解毒，燥濕」；川斷：「活血補腎」。綜觀全方溫經活血，軟堅散結。

據現代藥理研究，本方能改善血循環，增強網狀內皮系統的吸附功能和白細胞吞噬能力，促進炎症、血腫包塊

的消散和吸收。

## 17　產後發熱

**產後發熱**：又稱產褥熱，是指產褥期間，出現發熱持續不退，或突然高熱寒戰，並伴有其他症狀者。如產後二日內，只有輕微發熱而無其他症狀者，此由陰血驟虛，陽氣浮越所致。二三天後，榮衛自能調和，低熱自退，不作病論。

**症狀**：以新產至產褥期內，發熱持續不退，或發生突然高熱寒戰等症。

**方　一**

【方劑組成】當歸 25 克，黃芪 30 克，生薑 5 克，紅棗 5 枚，熟地 25 克。

【製法與用法】取諸藥加適量水煎煮兩次，合併煎液約 400 ml，分早晚 2 次服用，1 日 1 劑。

【主治與功效】生血退熱。治產後發熱。

【方劑解釋】當歸：「具補血，活血，調經，止痛，潤腸通便之功。常用於血虛、血瘀諸證，尤為婦科調經要藥，如月經不調、痛經、經閉、產後疼痛等無不適宜，也可用於血虛腸燥便秘等證」；

黃芪：「補氣升陽……血虛發熱；久病或大失血而致血虧氣衰，發熱出汗，脈虛無力者，常補氣生血以退熱」；

生薑：「生薑所稟，與乾薑性氣無殊，消痰，止嘔，出汗，散風，祛寒，止瀉，疏肝，導滯，則功優於乾薑」；

大棗：「養血安神，本品甘潤膏凝，味濃質厚，能助脾胃，化精微，生陰血，養肝腎，補心神」；

熟地：「補血調經，本品苦甘而溫，質潤滋膩，能養五臟，化陰血，調肝氣，養心血，為血中之血藥，補血調經之佳品」（《中藥大辭典》）。

方　二

【方劑組成】蒲公英 100 克，馬齒莧 100 克，大青葉 50 克，金銀花 25 克，益母草 25 克。

【製法與用法】取諸藥加適量水煎煮兩次，合併煎液約 600 ml，分早晚 2 次服用，1 日 1 劑。

【主治與功效】清熱、解毒、利濕、退熱。治產後發熱。

【方劑解釋】蒲公英：「清熱解毒……解火鬱，化熱毒」；馬齒莧：「清熱利濕，解毒療瘡」；大青葉：「清熱解毒，本品性稟重陰，味苦大寒，善能瀉肝膽實火，解心胃熱毒。以大寒而不燥，折火不傷陰為見長。用於溫疫熱病，疫病熱邪而致高熱汗出，煩渴引飲、口瘡喉痛者，用以清熱瀉火」；金銀花：「清熱解毒，本品清熱解毒之力頗強。長於清氣分熱邪，透營達氣，解火毒」；益母草：「滑火解毒，本品微苦微寒，滑利善走，能清血熱，解熱毒，利水道，消水腫」（《中藥大辭典》）。

方　三

【方劑組成】桃仁 25 克，益母草 50 克，紅花 15 克，乳香 10 克。

【製法與用法】取諸藥加適量水煎煮兩次，合併煎液約 400 ml，分早晚 2 次服用，1 日 1 劑。

【主治與功效】破血祛瘀、消火解毒。治產後發熱。

【方劑解釋】桃仁：「破血祛瘀，本品味苦，性平，善入血分，能散瘀血，攻蓄血，活死血，破症積，通心竅，涼血熱，散而不收，有瀉無撲，為血結血閉之要藥」；益母草：「活血破血，調經解毒」；「消火解毒，本品微苦微寒，滑利善走，能消血熱，解熱毒」；紅花：「活血通經，本品辛散溫通，善入血分，能散瘀血，活死血，通經脈；破症積，為行血破血之要藥」；乳香：「善治女子行經腹疼，產後瘀血作痛，月事不以時下」（《中藥大辭典》）。

## 18　產後腹痛

**產後腹痛**：俗稱「兒枕痛」，是指產婦分娩後，發生以小腹疼痛為主的症狀。一般分血虛和血瘀兩種。

**症狀**：病發產婦分娩以後，由於胞宮內遺留的餘血、濁液不盡，氣血運行不暢或陰血驟虛所致。

### 方　一

【方劑組成】乾薑粉 1.5 克，紅糖適量。

【製法與用法】取乾薑粉加水適量煎煮，加紅糖化勻，內服，1 日 1～2 次。

【主治與功效】溫中逐寒、回陽通脈、止痛。治產後腹痛。

【方劑解釋】乾薑粉：「溫中逐寒，回陽通脈，治心腹冷痛等」（《中藥大辭典》）。

### 方　二

【方劑組成】山楂 30 克，製香附 15 克，紅糖適量。

【製法與用法】取二味加適量水煎煮取汁，加紅糖令溶，1次服下，1日1劑。

【主治與功效】活血化瘀，行氣止痛。適用於血瘀型產後腹痛。

【方劑解釋】山楂：「治產婦惡露不盡，腹中疼痛」；香附：「調血中之氣，開鬱，寬中氣……用於胎前產後百病」（《中藥大辭典》）。

### 方 三

【方劑組成】當歸10克，生薑6克，羊肉200克。

【製法與用法】取二藥與羊肉一起煨湯，吃肉喝湯。1日1次，連服3～5日。

【主治與功效】溫中活血、行氣止痛。適用於產後虛寒腹痛。

【方劑解釋】當歸：「養血活血，行氣止痛」；生薑：「溫中逐寒，回陽通脈」；羊肉：「益氣補虛，溫中暖下，主暖中止痛，利產婦」（《中藥大辭典》）。

### 方 四

【方劑組成】鯉魚鱗200克，黃酒適量。

【製法與用法】將鯉魚鱗洗淨，置沙鍋內，加水適量，大火燒沸，改用文火熬成膠凍狀。1次服60克，熱黃酒送下，1日2次。

【主治與功效】活血化瘀。治產後血瘀腹痛。

【方劑解釋】鯉魚鱗：「散血，止血。治吐血，衄血，崩漏帶下，瘀滯腹痛」（《中藥大辭典》）。

常見病精選驗方解

# 四、兒 科

## 1 小兒驚風

**小兒驚風**：又稱「驚厥」，民間俗稱「抽風」，臨床上以抽痙或伴神昏為其特徵。在任何季節，很多疾病中都可發生，一般以1～5歲嬰幼兒為多見，年齡越小，發病率越高。驚風可分為急驚風與慢驚風兩大類，急驚風發病大多暴急，慢驚風一般多由久病而來，也可由急驚風轉變而成。若慢驚風進一步發展，病久延綿不癒，而致陽氣衰敗、虛風內動者，則稱為「慢脾風」，是慢驚風中的危重證侯。總之，驚風病勢突然，來勢兇險，變化迅速，往往威脅幼兒生命，為兒科危重急症之一。

**症狀**：急驚風以發病急劇，面部及四腳陣發性、強直性痙攣，目上竄，牙關緊閉，神志昏亂，或大小便失禁為其特徵；慢驚風主要表現為精神萎靡，形體憔悴，發作性抽搐或震顫等。急驚風多與現代醫學之流腦相似，而慢驚風多類於癲癇。

### 方 一

【方劑組成】牛黃 0.1 克，膽南星 5 克，天麻 5 克，車前子 10 克，麝香 0.1 克。

【製法與用法】將上藥中牛黃、麝香研細末，1 次頓服，車前子用紗布包裹，加膽南星、天麻文火煎煮取汁服用。1 日 1 次。

【主治與功效】清熱、醒神、止痙、開竅。治小兒急驚風。

【方劑解釋】牛黃：「治熱病神昏，譫語，小兒驚風抽搐」（《中藥大辭典》）；麝香「開竅醒神，用於溫熱病熱入心包，神昏痙厥、中風痙厥、驚癇等閉症」（《中藥學》）。全方由五味藥組成：牛黃、麝香清熱開竅，膽南星清化熱痰，天麻平熄肝風，車前子利水化痰，合而用之具有清熱、醒神、化痰、止痙之功，故可用於小兒急驚風（《醫話奇方》）。

方 二

【方劑組成】白僵蠶 10 克，新鮮牛苦膽 1 枚，黃連 10 克。

【製法與用法】將新鮮牛苦膽上方，切一小口，置僵蠶入牛苦膽中，用絲線將牛苦膽口紮緊，懸掛於陰涼通風處 1 個月，從牛苦膽中取出白僵蠶，用溫開水洗去僵蠶外面未被吸收的膽汁，然後晾乾或烘乾，有條件置乾燥箱乾燥後，將膽汁僵蠶與黃連共研成細末，裝瓶內防潮備用。

1 歲以下每次 0.3～0.5 克，1～3 歲每次 0.5～1.0 克，3～6 歲每次 1.0～1.5 克，6～9 歲每次 1.5～2.0 克，1 日 3 次，食後半小時溫開水沖服。

【主治與功效】祛風解痙。適用於小兒高熱驚厥的預防和治療。

【方劑解釋】僵蠶：「祛風解痙，化痰散結，主小兒驚風夜啼」；牛膽：「清肝明目，利膽通腸，解毒消腫，治……小兒驚風等」；黃連：「瀉火，解毒」（《中藥大辭典》）。

常見病精選驗方解

小兒高熱驚厥係指在上呼吸道感染發熱初期而引起的抽風。本病約占小兒驚厥的 30～50％左右，10 歲以下的小兒約有 4～8％發生一次或兩次以上的高熱驚厥。其中約有8％左右可轉為真性癲癇。轉為真性癲癇雖有很多原因，但多次抽風所致機體缺氧而造成腦損傷，是其中原因之一。因此積極地預防高熱驚厥，防止腦組織受損傷，以減少癲癇的發生，具有重要意義。素有高熱驚厥患兒，感冒發熱時即應服用本方，以防止驚厥的發生；一旦發生驚厥者，服之可以控制驚厥的再發生。

## 方 三

【方劑組成】栀子 30 克，雞蛋 1 個，麵粉 30 克，連鬚蔥白 3 根。

【製法與用法】取栀子、蔥白搗爛與雞蛋、麵粉調成糊狀，敷於患兒肚臍。

【主治與功效】解毒、瀉火、通陽。治小兒慢驚風，屬陰虛者。

【方劑解釋】栀子：「瀉火除煩，清熱利濕，涼血止血，解毒化瘀」；蔥白：「發表，通陽，解毒」（《中藥大辭典》）。

## 方 四

【方劑組成】全蠍 1 個，蜈蚣 1 條，山藥 10 克，甘草5 克。

【製法與用法】全蠍去頭尾，蜈蚣去頭足，加山藥、甘草水煎取汁，分早、晚 2 次服，1 日 1 劑。

【主治與功效】平肝熄風、固本止驚，治小兒慢驚風。

【方劑解釋】蜈蚣：治「小兒驚癇，風搐，臍風，口噤」；全蠍：治「小兒驚癇風搐」；山藥：「能健脾補虛，滋精固腎，治諸虛百損、療五勞七傷」（《中藥大辭典》）。本方由四味藥組成：全蠍、蜈蚣平肝熄風以治痙，山藥、甘草健脾益腎以固本，合之而成一治慢驚風之劑。

## 2　小兒感冒

小兒感冒：是幼兒最常見的疾病，一年四季均可發病，春冬二季發病率較高。一般都是由外感時邪所致，現代醫學稱之為上呼吸道感染和流行性感冒。

症狀：臨床表現有發熱、怕冷、鼻塞、流涕、咳嗽、頭痛、身痛、倦怠、嘔吐、食慾不振等。

方 一

【方劑組成】鮮薑4片，母乳400克。

【製法與用法】取薑、乳共置杯中，加蓋隔水蒸至沸騰，去薑，倒於乳瓶中，分早晚2次餵嬰兒，連服2～3日。

【主治與功效】發表散寒。治新生兒風寒感冒。

【方劑解釋】生薑：「發表散寒，止嘔，治風寒感冒」（《中藥大辭典》）。

方 二

【方劑組成】帶須蔥白3～7個，生薑3～7片，紅糖適量。

【製法與用法】去蔥白、生薑加適量水煎煮取汁，趁熱加入紅糖服下，蓋被捂汗。

【主治與功效】發表散寒。治小兒風寒感冒初起。

【方劑解釋】蔥白：「發表，通陽，解毒」；生薑：「發表散寒，止嘔，治風寒感冒」（《中藥大辭典》）。

### 方 三

【方劑組成】紫蘇 10 克，蒲公英 10 克，生薑 2—3 片。

【製法與用法】取三藥加適量水煎煮，得藥汁 300 ml，1 日 1 劑，分 3～4 次服用。

【主治與功效】清熱解毒、散寒理氣。治小兒感冒

【方劑解釋】紫蘇：「發表、散寒、理氣、和營，治風寒感冒，惡寒發熱，咳嗽，氣喘，胸腹脹滿等」；蒲公英：「清熱解毒，利尿散結」；生薑見上方（《中藥大辭典》）。

四、兒科

### 方 四

【方劑組成】荊芥、薄荷各 4 克，銀花、連翹、菊花、板藍根、蚤休各 8 克。

【製法與用法】上藥除荊芥、薄荷後下外，其餘藥物加水 450 毫升熬煎，至沸時放進荊芥、薄荷再煎 3～5 分鐘，煎成 160～180 毫升。藥渣加 200 毫升水再煎，沸後即可。分作 4～6 次灌腸用。

灌腸時，小兒應取側臥位先用開塞露 1 支，剪去封口，管端塗油後插入肛門，擠壓藥液進去，約 3～4 分鐘便可排出大便。然後用 3 個開塞露空殼，灌滿灌腸液，液溫保持 38℃～39℃，即手腕感到溫暖為宜，在瓶管端裝上 1 條已消毒的 5 號導尿管，塗上滑潤油後，操作者用手分開兩臀，將導尿管插入肛門深約 10～15 公分，緩緩將藥液推

進去，連續擠壓 2～3 個，灌畢後，拔去導尿管，用手捏攏兩臀，墊以尿布，不使藥液立即流失，瀦留的時間愈長，療效愈高。

一般以每隔 3～4 小時灌腸 1 次最為適合。如隨灌隨排，應即補充，但藥液量宜少，1 次不得超過 40 毫升左右。此方劑量適用於 1 歲以下兒童使用。如果是 1 歲以上兒童，則取荊芥、薄荷各 6 克，銀花、連翹、菊花、板藍根、蚤休各 10 克。

【主治與功效】清熱解毒、宣散風熱。治嬰、幼兒感冒。

【方劑解釋】此方用灌腸法，一是避免小兒服藥困難，二是避免藥物對小兒胃腸刺激，且吸收好，收效快。方中荊芥、薄荷：「宣散風熱」；銀花、連翹、菊花、板藍根：「清熱解毒」；蚤休：「清熱解毒，平喘止咳，熄風定驚」（《中藥大辭典》）。諸藥組合，治標治本兼之，療效顯著。

## 3　小兒汗症

**小兒汗症**：是指小兒在安靜的狀態下（如靜坐、靜臥、睡覺等），全身或身體某些部位出汗很多，或大汗淋漓不止的一種症候。

如因天氣酷熱，衣著失宜，食用薑椒辣物，或外感風寒，暑濕引起的出汗則不屬汗症。

**症狀**：多發生於 2-6 歲體質虛弱的小兒，在無外界刺激的情況下，晝夜汗出，或稍活動即出汗者，稱之為「自汗」；如果是睡中出汗，醒時即止，稱之為「盜汗」。

### 方 一

【方劑組成】黑大豆 15 克，黃芪 10 克，浮小麥 10克。

【製法與用法】先將浮小麥炒至深黃色，合黑大豆、黃芪加適量水煎煮取汁，分早晚 2 次服用，1 日 1 劑。

【主治與功效】小兒自汗、盜汗。

【方劑解釋】黃芪：「治氣虛盜汗」；浮小麥：「治骨蒸勞熱，止自汗盜汗……斂虛汗」；黑大豆：「治腎病，利水下氣，治諸風熱，活血」（《中藥大辭典》）。

### 方 二

【方劑組成】黃芪、牡蠣、生地各 10 克。

【製法與用法】取諸藥加適量水煎煮取汁，分早晚 2次服用，1 日 1 劑。

【主治與功效】清熱、滋陰、止汗。治小兒汗症。

【方劑解釋】黃芪見上方；牡蠣：「斂陰，潛陽，止汗，澀精……」；生地：「滋陰，清熱，涼血」（《中藥大辭典》）。

### 方 三

【方劑組成】五倍子 1 個，醋適量。

【製法與用法】將五倍子研末，用醋調和做成一小餅，貼敷肚臍。1 日 1 換。

【主治與功效】斂肺降火。治小兒汗症。

【方劑解釋】五倍子：「斂肺降火，化痰飲，止咳嗽、消渴、盜汗等」（《中藥大辭典》）。

### 方 四

【方劑組成】人參 5 克，麥冬 10 克，五味子 3 克。

【製法與用法】取三藥煎煮取汁 300 ml，分早晚 2 次服用。

【主治與功效】益氣生津，斂陰止汗。適用於體質虛弱經常自汗的患兒。汗停即止，不可長期服用。

【方劑解釋】人參：「大補元氣，固脫生津，安神」；麥冬：「養陰潤肺，清心除煩，益胃生津，治心肺虛熱」；五味子：「斂肺，滋腎，生津，收汗，澀精」（《中藥大辭典》）。

## 4 小兒風疹

小兒風疹：是一種較輕的發疹性傳染病。大都發生於冬春兩季，因疹細小如沙，故民間又稱之為「風痧」。

症狀：臨床表現患兒有輕度發熱，流涕，咳嗽，煩躁不安，全身現細小疹點。

### 方 一

【方劑組成】地骨皮 15 克，薄荷 15 克，生地 15 克，苦參 10 克。

【製法與用法】用泉水或井水先煎地骨皮、生地、苦參至沸，10 分鐘後，加入薄荷，待沸即止，分早晚 2 次服用。

【主治與功效】清熱滋陰、祛風除癢。治小兒風疹。

【方劑解釋】地骨皮：「去骨熱消渴」；薄荷：「疏風清熱」；生地：「清熱涼血以滋陰」；苦參：「祛風除癢」（《中藥大辭典》）；泉水清澈透達，合而用之，陰複熱除，風疹自消。

**方 二**

【方劑組成】荊芥穗 24 克，艾葉 10 克，防風 10 克，花椒 6 克。

【製法與用法】取諸藥加適量水煎煮取汁，外洗，1日數次。

【主治與功效】宣熱、袪風、止癢。治小兒風疹。

【方劑解釋】荊芥穗：「宣散風熱」；艾葉：「治皮膚搔癢」；防風：「發表，袪風」；花椒：「溫中散寒，治皮膚搔癢」（《中藥材手冊》）。

## 5  小兒麻疹

**小兒麻疹**：是兒科常見的一種急性發疹性傳染病，由感染麻疹病毒所致。因其疹子隆起，狀如麻粒，故名「麻疹」。本病一年四季均可發生，但以冬春二季較多，傳染性很強，但發病一次，即有持久免疫，很少有第二次感染者。主要發生於半歲至五歲的小兒，尤以七個月至兩歲的乳幼兒發病率最高。

**症狀**：發病開始伴有發熱咳嗽、鼻塞流涕，眼淚汪汪，繼而從耳後、背部出紅色疹點為其主要特徵。

**方 一**

【方劑組成】鮮蘆根、鮮茅根各 15 克。

【製法與用法】取二味煎汁，當茶飲，1日數次。

【主治與功效】清熱涼血、利尿生津。治小兒麻疹。

【方劑解釋】蘆根：「清熱，生津，除煩，止嘔」；茅根：「涼血，止血，清熱，利尿」（《中藥材手冊》）。

## 方 二

【方劑組成】鮮蒲公英 40 克，公雞血 20 克，母乳 20 克。

【製法與用法】將鮮蒲公英搗爛取汁，加公雞血、母乳和勻，1 次服 5 克，1 日服 2 次。

【主治與功效】清熱、滋陰、通絡。治麻疹初起及預防麻疹。

【方劑解釋】公雞血：「活血通絡」；人乳：「補真陰」；蒲公英：「清熱解毒，除肺胃之熱」（《中藥大辭典》）。

## 方 三

【方劑組成】鴨梨 1 個，瓜蔞皮 1 個。

【製法與用法】將梨挖洞取核，另將瓜蔞皮焙焦研末，裝入梨內，用面包裹燒熟，1 日分 3 次服用，2 歲以下小兒 2 天吃 1 個。

【主治與功效】生津潤燥、清熱化痰。治麻疹咳嗽。

【方劑解釋】梨：「生津，潤燥，清熱，化痰」；瓜蔞皮：「清熱化痰，利氣寬胸」（《中藥大辭典》）

## 6 流行性腮腺炎

**流行性腮腺炎**：又名「痄腮」，是由腮腺炎病毒所引起的一種急性傳染病。

**症狀**：發病時以耳垂為中心的腮腺腫脹、疼痛為其特徵。其腫脹可以延及頸、頰及頷部。初起先見於一側，繼而延及對側，也有兩側同時發生，可伴有發熱、咽部不適，咀嚼時疼痛加劇等症。

本病多發生於學齡期兒童，一年四季都可發病，但以冬春兩季較為多見。年長兒童可併發睪丸炎，個別病例亦可併發腦膜腦炎。本病容易相互傳染，所以必須注意隔離，積極治療。一般患病後可獲得終身免疫。

### 方 一

【方劑組成】板藍根 60 克。

【製法與用法】取板藍根加水 1000 ml，煎成 500 ml，1 天內分 4 次服完。

【主治與功效】清熱解毒。治流行性腮腺炎。

【方劑解釋】板藍根：「清熱，解毒，涼血，治流感，流腦……痄腮等」（《中藥大辭典》）。

### 方 二

【方劑組成】生大黃適量。

【製法與用法】將生大黃研末，裝瓶備用，用時取大黃粉 1.5～3 克，加適量生理鹽水調成膏狀，塗在紗布上，厚 2～3 mm，面積與腫脹範圍同，敷於患處，用膠布固定。

【主治與功效】瀉熱破積、解毒行瘀。治流行性腮腺炎。

【方劑解釋】生大黃：「瀉熱毒，破積滯，行淤血」（《中藥大辭典》）。

### 方 三

【方劑組成】地丁 20 克，馬齒莧 50 克。

【製法與用法】取馬齒莧搗爛外敷患處；地丁水煎，1 日內分 2 次服用。

【主治與功效】清熱、解毒、消腫。治流行性腮腺炎。

【方劑解釋】地丁：「清熱利濕，解毒消腫」（《中

《藥大辭典》）；馬齒莧外敷有清熱，解毒，消腫功效。

## 7　小兒蕁麻疹

**蕁麻疹**：俗稱「風疹塊」，係風濕熱鬱結肌膚所致。當機體對某些外來刺激的感受性增高的時候，均可誘發。這些刺激物包括飲食魚腥蝦蟹、某些藥物，以及蟲咬、寄生蟲或菌感染等，甚至溫度突然改變、精神緊張等也可引起。

**症狀**：發病時全身或局部突起瘙癢性疹塊，大小不一，小如芝麻，大如豆瓣，甚至成片，呈紅斑與水腫。突然發生，消退也較快。

### 方一

【方劑組成】葛根 30 克，薄荷 3 克，金銀花 15 克。

【製法與用法】取三藥加水三碗，煎成大半碗，1 次或 2 次服下。

【主治與功效】清熱解毒、透疹止瀉。治小兒蕁麻疹，或藥疹、水痘。

【方劑解釋】葛根：「升陽解肌，透疹止瀉，除煩止渴，治……斑疹不透等」；薄荷：「疏風，散熱，辟穢，解毒」；金銀花：「清熱解毒」（《中藥大辭典》）。

### 方二

【方劑組成】防風 9 克，烏梅 6 克，甘草 3 克。

【製法與用法】取三藥加水三碗，煎成大半碗，1 次或 2 次服下。

【主治與功效】發表祛風、解毒勝濕。治小兒蕁麻疹。

【方劑解釋】防風：「發表，祛風，勝濕，止痛」；

烏梅：「收斂生津」；甘草：「和中緩急，潤肺，解毒，調和諸藥」（《中藥大辭典》）。

**方 三**

【方劑組成】香樟木 30 克，蠶砂 15～30 克。

【製法與用法】取二藥煎水，薰洗。

【主治與功效】袪風燥濕。治小兒蕁麻疹。

【方劑解釋】香樟木：「袪風濕，行氣血，利關節」；蠶砂：「袪風燥濕，清熱活血」（《中藥大辭典》）。

## 8 水 痘

**水痘**：是由於感染水痘病毒引起的一種急性傳染病，任何年齡皆可發生，以 1～6 歲小兒患病為多。由於疱疹內含水液，狀如豆粒，故名「水痘」。

**症狀**：以發熱，皮膚及黏膜分批出現斑疹、丘疹、疱疹，痂蓋為特徵。該病傳染性很強，常容易造成流行。全年都可發病，但以冬春兩季較多。

**方 一**

【方劑組成】胡蘿蔔 100 克，香菜（芫荽）60 克。

【製法與用法】將胡蘿蔔、芫荽洗淨，切碎，加適量水煎汁，去渣，代茶飲，1 日 1 劑。

【主治與功效】下氣、化滯、透疹。治水痘。

【方劑解釋】胡蘿蔔：「健脾，化滯」；香菜：「發汗透疹，消食下氣」（《中藥大辭典》）。

**方 二**

【方劑組成】金銀花 18 克（或忍冬藤 30 克），甘草 1.8 克。

四、兒科

【製法與用法】取二藥加適量水煎煮取汁，分 2-3 次服用，1 日 1 劑。

【主治與功效】清熱解毒。治水痘。

【方劑解釋】金銀花：「清熱解毒」；甘草：「和中緩急，潤肺，解毒，調和諸藥」（《中藥大辭典》）。

### 方 三

【方劑組成】苦參 30 克，紫背浮萍 15 克，芒硝 30 克。

【製法與用法】取三味煎水，取汁約 1000 ml，外洗，1 日 1 劑。

【主治與功效】清熱、燥濕、解毒。治水痘。

【方劑解釋】苦參：「清熱，燥濕，殺蟲」；紫背浮萍：「發汗，祛風，行水，清熱，解毒」；芒硝：「瀉熱，燥濕，軟堅」（《中藥大辭典》）。

## 9 嬰兒濕疹

**嬰兒濕疹**：俗稱「奶癬」，是一種常見的、由內外因素引起的一種過敏性皮膚炎症。常見於 1 個月至 1 歲以內的哺乳期嬰兒，尤以百日之內的嬰兒更為多見。

**症狀**：皮膚出現丘疹、搔癢、破後潰爛、滋水淋漓。瘡疹好發於頭額與眉間。初起時為散發或群集的小紅丘疹或紅斑，逐漸增多，並可見小水疱，黃白色鱗屑及痂皮，可有滲出、糜爛及繼發感染。

患兒煩躁不安，夜間哭鬧，影響睡眠，常到處搔癢。由於濕疹的病變在表皮，癒後不留瘢痕。

## 方 一

【方劑組成】黃連 24 克，雄黃 3 克，蠶繭（去蛹、燒灰）3 克。

【製法與用法】取三藥共研細粉，填放臍上，外用紗布包紮固定。

【主治與功效】瀉火、燥濕、解毒。滯嬰兒濕疹。

【方劑解釋】黃連：「瀉火，燥濕，解毒，殺蟲」；雄黃：「燥濕，祛風，殺蟲，解毒」；蠶繭：「治……疳瘡，癰腫」（《中藥大辭典》）。

## 方 二

【方劑組成】川黃連 24 克，川黃柏 240 克，黃芩 144 克，檳榔 96 克。

【製法與用法】取諸藥共研為極細末，直接撒撲，或用植物油調敷或配製成軟膏用。一般丘疹樣或有少量滲出液的皮損，可以直接撒撲或用鮮蘆薈蘸藥外搽，流水多或膿汁多者可用油調外用，暗紅乾燥脫皮者可用藥粉配成軟膏用。

【主治與功效】清熱解毒、燥濕消積。滯急性濕疹（風濕瘍），嬰兒濕疹（胎癬）。

【方劑解釋】三黃：清熱解毒，瀉火；檳榔：「殺蟲，消積，潤燥」（《中藥大辭典》）。

## 方 三

【方劑組成】鮮馬齒莧 30 克。

【製法與用法】鮮馬齒莧加水 2000～3000 ml，煮沸 15～20 分鐘，待溫涼後，用紗布蘸藥水擰擠，使之乾濕合適。然後將濕紗布放在濕疹處稍加壓 5～6 分鐘後取下，反

覆操作 30～60 分鐘，每日 2～4 次。手足、陰囊部濕疹可改用泡洗法，每次 30～60 分鐘，每日 3～4 次，對流水的濕疹療效好。

【主治與功效】清熱、解毒、散血。治嬰兒濕疹。

【方劑解釋】馬齒莧：「清熱，解毒，散血，消腫」（《中藥大辭典》）。

## 10　小兒腹瀉

**小兒腹瀉**：是嬰幼兒常見的一種消化道疾病，一年四季均可發生，但以夏秋季發病較多。嬰幼兒脾胃薄弱，無論內傷乳食，還是外感風邪或脾腎虛寒，均易引起腹瀉。

**症狀**：大便次數增多，便下稀薄，或如水樣，常伴不思飲食，精神萎靡。

**方　一**

【方劑組成】豬苦膽 1 個（內盛膽汁），白扁豆適量，生薑適量。

【製法與用法】將豬膽內裝入白扁豆，約裝膽容積的一半即可，陰乾，用時取 2 粒，瓦上焙乾，研末，生薑湯送服，1 日 2 次。

【主治與功效】清熱解毒、健脾益胃。治小兒腹瀉呈綠水樣。

【方劑解釋】豬苦膽：「清熱，潤燥，解毒，治泄瀉痢疾」；白扁豆：「調中益氣，健脾益胃」；生薑：「發表散寒，止嘔」（《中藥大辭典》）。

**方　二**

【方劑組成】罌粟殼 5 克。

【製法與用法】加水煎取汁，用紗布浸汁敷於臍部，1日數次。

【主治與功效】澀腸止瀉。治小兒久瀉不止，滑泄無度，不思飲食。

【方劑解釋】罌粟殼：「斂肺，止咳，澀腸，定痛，治久咳，久瀉……」（《中藥大辭典》）。此方不可久用。

### 方 三

【方劑組成】母乳 50 ml，焦山楂 0.3 克，炮薑炭 0.3 克。

【製法與用法】取母乳熬焦研細，與焦山楂、炮薑炭共研細末。3 個月嬰兒每次服 0.1 克，早晚各服 1 次。3 個月至 1 歲患兒，可 1 日 1 劑，分早中晚 3 次服。

【主治與功效】消食化積、祛風止瀉。治嬰兒腹瀉。

【方劑解釋】焦山楂：消食化積；炮薑炭：祛風收斂；此方有助消化、祛風、收斂功效。

## 11　小兒厭食

小兒厭食：小兒脾胃稚弱，易為寒熱，乳食所傷，脾胃傷則不思食，或兼食不化及消瘦等症。厭食症在最初階段損傷機體並不明顯，只要及時處理即不易致病。如遷延日久，勢必壅塞鬱滯，影響消化吸收、營養運行及儲藏代謝等生理功能，亦為小兒疳積病因之一。

症狀：其臨床表現主要為小兒食慾不振或不思飲食。

### 方 一

【方劑組成】炙黃芪、炙雞內金、焦白朮、五穀蟲各 6 克，炒山藥 10 克。

【製法與用法】取上藥共研細末，用時以糖水沖服，1日1劑，分3次服用。

【主治與功效】健脾開胃、助消化。治小兒厭食。

【方劑解釋】此方為一民間驗方，方中諸藥組合，具有健脾，開胃，和中，助消化等功效。

### 方 二

【方劑組成】焦三仙（山楂、神曲、麥芽）、雞內金、山藥按1：2：3取量。

【製法與用法】取上藥共研細末，用時以糖水沖服，1日3次，1次3～5克。

【主治與功效】健脾開胃、助消化。治小兒厭食。

【方劑解釋】同上方。

### 方 三

【方劑組成】蒼朮、陳皮各15克，雞內金10克。

【製法與用法】取上藥共研細末。2歲以下小兒1次1克，3～5歲小兒1次1.5克，1日服3次。服用時可加適量蜂蜜調和後開水沖服，半個月1個療程，可連服2～4個療程。

【主治與功效】健脾胃、消積食。治小兒厭食。

【方劑解釋】蒼朮：「健脾，解鬱，辟穢，燥濕，治……食慾不振等」；陳皮：「理氣，調中，化痰，燥濕，治胸腹脹滿，不思飲食……」；雞內金：「消積滯，健脾胃」（《中藥大辭典》）。

## 12　小兒食積

小兒食積：是由於小兒內傷乳食，停聚中焦，積而不

化，氣滯不行所引起的一種腸胃疾患。

**症狀**：表現為不思乳食，腹部脹滿，食而不化，噯腐嘔吐，大便腥臭或便秘。

**方 一**

【方劑組成】生山楂、炒麥芽各 6 克。

【製法與用法】取二藥加水適量煎煮取汁約 200ml，內服，1 日 1 劑。

【主治與功效】消積導滯。滯小兒食積。

【方劑解釋】山楂：「消食積，治……小兒乳食停滯」；炒麥芽：「消食，和中，下氣，治食積不消，脘腹脹滿，食慾不振等」（《中藥大辭典》）。

**方 二**

【方劑組成】飯焦鍋巴適量，砂仁 1.5 克，焦楂 1.5克，蜂蜜適量。

【製法與用法】取諸味藥共研細末，分早、晚 2 次蜂蜜水調服，1 日 1 劑。

【主治與功效】消積導滯。治小兒食積。

【方劑解釋】砂仁「消化水穀，溫暖脾胃」；山楂：「消食積，治……小兒乳食停滯」（《中藥大辭典》）。

## 13 蟲 積

**蟲積**：是腸道寄生蟲引起的疾病，小兒較多見的是蛔蟲病和蟯蟲病，其次為縧蟲病。蟲寄生在人體內，消耗營養，輕者引起營養不良、貧血，影響小兒生長發育，重者合併其他疾病，甚至危及生命，故應積極防治。

**症狀**：蛔蟲病是感染蛔蟲蟲卵所致，的一種腸道寄生

蟲病，臨床以食慾異常、臍周疼痛、時作時止、大便下蟲或大便檢查有蟲卵等為特徵。

蛔蟲的併發症較多，諸如腸梗阻、腸穿孔、膽道蛔蟲等，常常危及生命，故應予以重視。

蟯蟲病是感染蟯蟲蟲卵所致。臨床以夜間肛門奇癢為特徵。蟯蟲寄生於人體小腸末端及結腸，雌蟲於夜間爬出肛門產卵，在肛門可見到白線頭樣成蟲。

本病易引起互相感染和自身反覆感染，故在小兒中較為多見，應積極治療。

絛蟲古稱「寸白蟲」，常見的有牛絛蟲與豬絛蟲，是由於人食入未煮熟的含有絛蟲幼蟲的豬肉或牛肉而引起的寄生蟲病。若食入豬絛蟲卵，則蟲卵內的六鉤蚴可脫殼而出，穿過腸壁，隨血流移行到人體腸道外各部位（如肌肉、皮下、腦、眼等），發育成囊幼蟲，引起囊蟲病。

### 方一

【方劑組成】苦楝子1個。

【製法與用法】將成熟苦楝子洗淨，溫開水泡軟，去皮後塞入肛門，每晚睡前1次，連用5日。

注意：① 塞後臥床休息，第2天早起排出苦楝子。② 同睡者須同時治療，每日用開水煮洗短褲，以絕傳染之源。③ 本方男女老幼、體質強弱者皆宜。

【主治與功效】燥濕驅蟲。治蟯蟲病。

【方劑解釋】苦楝子：「理氣，止痛，清濕熱，驅蟲」（《中藥材手冊》）。

### 方二

【方劑組成】樟腦15克，雄黃15克，蔥汁（蔥葉內

涕狀物）適量。

【製法與用法】將樟腦、雄黃研成細末，以蔥汁調均，塗於肛門處，3日1次。

【主治與功效】去濕、殺蟲。治蟯蟲病。

【方劑解釋】樟腦「外用除濕殺蟲」；雄黃「解毒殺蟲」（《中藥學》）。

### 方 三

【方劑組成】炒使君子50克，花生肉25克，陳茶葉15克。

【製法與用法】將上述三藥研細，1次服10克，1日1次於晚上服用。

【主治與功效】殺蟲、潤腸、消積。驅蛔蟲。

【方劑解釋】使君子：「殺蟲，消積，健脾，專殺蛔蟲」；茶葉：「利大腸，去熱」（《中藥大辭典》）；花生肉：潤腸，且誘蟲食藥。服藥時最好禁食1頓。

### 方 四

【方劑組成】南瓜子仁30～60克，檳榔30～60克。

【製法與用法】取檳榔加水500 ml，文火煎1小時至水剩一半取汁，服用時先將南瓜子仁空腹嚼碎吞下，2小時後再服檳榔煎液。4～5小時後可見腹瀉，排出蟲體。

【主治與功效】殺蟲、破積。治小兒條蟲、蛔蟲。

【方劑解釋】南瓜子：「治縧蟲、蛔蟲」；檳榔：「殺蟲，破積，下氣，行水」（《中藥大辭典》）。

## 14 小兒佝僂病

**佝僂病：**是嬰幼兒時期常見的一種慢性營養缺乏症。

現代醫學認為，維生素 D 的不足是發病的主因，由於維生素 D 不足而使鈣、磷代謝失常，最後因為鈣鹽不能正常沉積於骨骼的生長部分而發生骨骼病變。中國醫學則認為，致病因素責之於先天不足及後天失養。

症狀：病兒表現為背僂、多汗，齒遲，髮稀，前囟增大，矮小等症候。

## 方 一

【方劑組成】黃芪9 克，黨參 9 克，丁香 1.5 克。

【製法與用法】取上述三藥加適量水煎煮取汁約 300 ml，分早中晚 3 次服用，1 日 1 劑。

【主治與功效】補中益氣、固表生津。治小兒佝僂病。

【方劑解釋】黃芪：「補氣固表，利尿托毒，治氣虛乏力，食少」（《中藥材手冊》）；黨參：「補中，益氣，生津」；丁香：「開九竅，舒鬱氣，去風，行水」（《中藥大辭典》）。

## 方 二

【方劑組成】醋炒魚骨 50 克，胎盤粉 7 克，炒雞蛋殼 18 克，白糖 25 克。

【製法與用法】取諸藥共研細末，每次服 0.5～1 克，1 日 3 次，宜久服。服藥期間，同服維生素 D 製劑，效果更好。

【主治與功效】補氣、養血、填鈣。治小兒佝僂病。

【方劑解釋】魚刺、雞蛋殼以補充小兒體內鈣質；胎盤：「補氣，養血，益精」（《中藥大辭典》）。

## 方 三

【方劑組成】黃芪、菟絲子、白朮各 10 克。

【製法與用法】取三藥加適量水煎煮取汁，分早中晚3次服用，1日1劑，連服2個月。

【主治與功效】補中、益氣、生髓。治小兒佝僂病。

【方劑解釋】方中以菟絲子溫補肝腎，固精益髓；白朮健脾燥濕；黃芪補中益氣。腎為先天之本，主骨生髓，脾為後天之本，生血主肌肉。本方脾腎雙補，使先天與後天得以充養，則骨健筋強，五遲可復（《現代實用方劑》）。

## 15  百日咳

**百日咳**：是由於小兒感染百日咳嗜血桿菌而引起的一種病症。是小兒時期常見的一種急性呼吸道傳染病，一年四季均可發生，但以冬春之季尤多，以5歲以下的小兒為多見。

**症狀**：本病初起類似外感，繼而出現陣發性痙咳，咳後有雞鳴樣回聲，後期痙咳減緩，病始恢復。主要症狀為咳逆上氣，嗆咳引吐、痰液黏稠，久咳不止。病後可獲得持久的免疫力，很少有二次發病者。

### 方 一

【方劑組成】雞蛋1個，白蘿蔔1個，川貝母3克。

【製法與用法】取白蘿蔔切開，挖坑，將貝母研細，再取雞蛋洗淨敲一小孔，放入貝母粉，將藥蛋置蘿蔔坑內，用濕紙封閉，隔水蒸熟後食蛋，1次食1個，早晚各食1次。

【主治與功效】潤肺止咳。適用於肺虛百日咳患兒。

【方劑解釋】川貝母：「潤肺散結，止咳化痰」（《中

藥大辭典》）。

## 方 二

【方劑組成】馬齒莧 30 克，百部 6 克，桔梗 3 克。

【製法與用法】取三藥加適量水煎煮取汁，分早中晚 3 次服用，1 日 1 劑，連服 7 日。

【主治與功效】清熱解毒、祛痰止咳。治小兒百日咳。

【方劑解釋】馬齒莧：「清熱，解毒，散血，消腫」；百部：「溫潤肺氣，止咳，殺蟲，治風寒咳嗽，百日咳等」；桔梗：「祛痰，利咽，排膿，治咳嗽痰多等」（《中藥大辭典》）。

## 方 三

【方劑組成】蘆根、杏仁、黃芩、桔梗、瓜蔞皮、冬瓜子、百部各 6 克，川貝 9 克，竹茹 10 克。

【製法與用法】取諸藥加適量水煎煮取汁，分早晚 2 次服用，1 日 1 劑。連服 7 日。宜於發病 3 週內服用。

【主治與功效】清熱化痰、潤肺止咳。治小兒百日咳。

【方劑解釋】本方具有清化痰熱，潤肺止咳的功用。方中瓜蔞皮、冬瓜子、黃芩寬胸理氣，清熱化痰；桔梗辛開苦泄，宣肺祛痰；蘆根、川貝、百部、杏仁清熱生津，潤肺止咳；竹茹一味清熱止嘔（《現代實用方劑》）。

## 16　小兒痢疾

**小兒痢疾**：多由外感邪毒，內傷飲食所致，常以夏季流行，老幼皆可患之，小兒正氣不堅，腸胃嬌嫩，尤易得之。

**症狀**：臨床表現為大便次數增多，夾雜黏液、膿血、

腹痛，裏急後重，常伴發熱，食慾不振，精神萎靡等症狀。

方 一

【方劑組成】川黃連 50 克，大黃 25 克，二醜 5 克。

【製法與用法】將二醜焙乾，和川黃連、大黃共研細末，以麵糊合為丸，如梧桐子大，每次服 2～5 克，1 日服 2 次。

【主治與功效】破積行瘀、清熱止痢。治小兒赤白痢。

【方劑解釋】川黃連：「治療菌痢，熱瀉腹痛」；大黃：「瀉熱毒，破積滯，行瘀血」（《中藥大辭典》）。二醜通利二便，泄濕熱。綜觀全方，三味藥均係苦寒之品，川黃連清熱燥濕，為治濕熱痢之要藥，大黃、二醜瀉腸胃熱毒，攻積滯，邪去正自安。

注：二醜即黑白牽牛子的別稱。

方 二

【方劑組成】黃連 100 克，炒大黃 200 克，黃芩 250 克，川楝子炭 l5O 克，炒白芍 200 克，荊芥炭 150 克，元胡 50 克，灶心土 500 克。

【製法與用法】將灶心土放入容器中，加水約 5000 ml，攪拌，靜置，取上清液煎煮上藥，煎至藥液約 2000 ml 時，去渣，濾出，灌裝於輸液瓶中，高壓滅菌備保留灌腸用。

用時小兒應取側臥位，先用開塞露 1 支，剪去封口，管端塗油後插入肛門，擠壓藥液進去，約 3～4 分鐘便可排出大便。然後用開塞露空殼，灌滿灌腸液，液溫保持 38℃～39℃，即手腕感到溫暖為宜，在瓶管端裝上 1 條已消毒的 5 號導尿管，塗上滑潤油後，操作者用手分開兩臀，將導

尿管插入肛門深約 10～15 公分，緩緩將藥液推進去，灌畢後，拔去導尿管，用手捏攏兩臀，墊以尿布，不使藥液立即流失，瀦留 30～60 分鐘，時間愈長，療效愈高。1 歲以內每次 30 ml，1～3 歲 40 ml，4～5 歲 50 ml，6～7 歲 60 m1，7 歲以上藥量酌增。1 日 1 次，一般應連續使用 3～5 次。

【主治與功效】清化濕熱、導滯止痢。治小兒痢疾。

【方劑解釋】本方具有清熱燥濕，行氣止痛的功效。其中黃連、炒大黃、黃芩：清熱燥濕、逐瘀導滯以除腸腑濕熱瘀滯；元胡、川楝子、白芍：調氣和營、緩急止痛以暢腸道之氣機；荊芥炭、灶心土：收斂止血以塞腸絡之血流。諸藥合用，濕熱得清化，瘀滯得通下，痢疾得速愈。以中藥煎液灌腸治療菌痢，因直腸壁黏膜毛細血管網豐富，故藥液吸收好，收效快。

## 17 小兒肺炎

**小兒肺炎**：為小兒最常見的一種呼吸道疾病，一年四季均可發病，尤以冬春季發病率高。多發生於先天不足或後天失調之患兒。

**症狀**：臨床表現發熱、咳嗽、呼吸急促、喘憋鼻煽等為主要症狀。

**方 一**

【方劑組成】冬瓜子 15 克，白果 10 克，杏仁 10 克。

【製法與用法】三味搗爛，加適量水煎服。1 日 1 劑，分早晚 2 次服用。

【主治與功效】潤肺止咳。治小兒肺炎咳喘，屬痰熱閉肺型。

【方劑解釋】冬瓜子：「潤肺，化痰，消癰，利水，治痰熱咳嗽等」；白果：「斂肺氣，定喘咳……治哮喘咳嗽等」；杏仁：「祛痰止咳，平喘，潤腸」（《中藥大辭典》）。

方 二

【方劑組成】薏苡仁 15 克，山藥 9 克，淡竹葉 30 片，梨 2 片。

【製法與用法】取諸藥加水 1000 ml，煎至 800 ml，代茶飲，1 日數次。

【主治與功效】清熱、生津、化痰、止咳。治小兒肺炎，適用於夜間咳喘久不止者。

【方劑解釋】薏苡仁：「健脾補肺，清熱，利濕」；山藥：「健脾，補肺，固腎，益精」；淡竹葉：「清熱除煩，生津利尿」；梨：「生津，燥濕，清熱，化痰」（《中藥大辭典》）。

方 三

【方劑組成】蘇子 15 克，瓜蔞 15 克，沙參 15 克，白芥子 15 克。

【製法與用法】取諸藥加水適量，煎煮兩次，合併煎液濃縮至 400 ml，分 3～4 次服用，1 日 1 劑，連服 2～3 周。

【主治與功效】清熱化痰。治小兒遷延性肺炎。

【方劑解釋】方中蘇子、白芥子：降氣消痰；瓜蔞：清熱化痰，理氣寬胸；沙參：養陰潤肺。全方有養陰益肺，消化痰熱之功。

## 18　小兒哮喘

　　**小兒哮喘**：是一種發作性疾病。主要是由於中小支氣管平滑肌痙攣，黏膜充血，水腫，管腔內分泌物增多，使管腔狹窄，空氣進出不暢所致。

　　**症狀**：發作時，痰鳴氣喘，呼吸困難，甚至不能平臥。

　　**方　一**

　　【方劑組成】蜂蜜 250 克，大蒜 250 克。

　　【製法與用法】將大蒜搗成泥狀，加入蜂蜜，置密閉容器內待其發酵後使用。1 日 3 次，1 次 1 匙（約 20 ml）。

　　【主治與功效】祛寒、行氣、平喘。治小兒哮喘。

　　【方劑解釋】大蒜：「行滯氣，暖脾胃……祛寒痰」（《中藥大辭典》），此偏方簡單易行。

　　**方　二**

　　【方劑組成】麻黃 5 克，杏仁 10 克，甘草 5 克，豆腐 30 克。

　　【製法與用法】取諸藥與豆腐共煮 1 小時，去藥食豆腐飲湯，分早晚 2 次服用。

　　【主治與功效】清熱祛痰、止咳平喘。治小兒哮喘。

　　【方劑解釋】麻黃：「辛溫，有發汗、平喘、利水之功」；杏仁：「祛痰，止咳，平喘」；豆腐：「益氣和中，生津潤燥，清熱解毒」；甘草：「甘溫，止咳和中」（《中藥大辭典》）。

　　**方　三**

　　【方劑組成】麻黃 6 克，杏仁 10 克，生甘草 6 克，生

常見病精選驗方解

石膏 24 克，魚腥草 24 克，大棗 3 枚，葶藶子 10 克，膽南星 8 克。

【製法與用法】取諸藥加水適量，煎煮兩次，合併煎液濃縮至 400 ml，分 2 次服用，視病情輕重，可日服 1～2 劑。

【主治與功效】清熱宣肺、降氣平喘。治小兒哮喘。

【方劑解釋】本方是以麻杏石甘湯加味組成，具有宣肺降氣，清熱化痰之功用。方中以麻黃、杏仁、石膏、甘草：降氣平喘；魚腥草：清解肺中之熱毒；葶藶子、膽南星：清化肺中之痰熱；大棗：益氣健脾。方中麻黃配石膏有良好的清熱平喘之效，無論寒溫季節，只要辨證為痰熱壅肺，均可用此二藥。

## 19 小兒口瘡

**小兒口瘡：**是泛指口腔內唇、齦、舌、頰、上腭等處，黏膜出現淡黃色或白色的小潰瘍面，單個或多個不等，呈橢圓形，周圍紅暈，表面局部灼痛，反覆發作，重者影響進食和吞咽。臨床分為一般口瘡和鵝口瘡。

**症狀：**口瘡，以口腔黏膜、舌及齒齦等處，發生淡黃色或灰白色太小不等的小瘡或潰瘍面為特徵。乃小兒較常見的口腔疾患，臨床以皰疹性口炎、急性潰瘍性口炎二種較為多見。係由口腔不潔，感染單純皰疹病毒或細菌所致。

鵝口瘡，又名雪口瘡、雪口。因其臨床表現是以滿口及舌上鋪布白屑為特徵，有似鵝之口，故以命名。又因其色白類似雪片，故又稱雪口。多見於哺乳小兒。主要因為

口腔不潔、感染邪毒（白色念珠菌）所致。

方　一

【方劑組成】黃柏、柿霜各等分。

【製法與用法】將上藥共研末，吹入瘡面，1日3次。也可以母乳調敷。

【主治與功效】清熱、去毒、生津、斂瘡。治小兒口瘡。

【方劑解釋】黃柏：「治五心煩熱，目痛口瘡諸症」；柿霜：「治上焦心肺熱，生津止渴，治咽喉口舌瘡痛」（《中藥大辭典》）。

方　二

【方劑組成】生南星、生半夏、生地榆，吳茱萸各5克。

【製法與用法】取諸藥共研細末，用醋調敷兩足心，用油紙或樹葉外護，布帶包好，隨乾即換。

【主治與功效】涼血、去毒、斂瘡。治小兒口瘡。

【方劑解釋】生南星：「治喉痹……口瘡糜」；半夏：「治喉痹腫塞」；地榆：「涼血止血……治癰腫」；吳茱萸：「治口瘡潰瘍」（《中藥大辭典》）。

方　三

【方劑組成】黃柏10克，黨參5克，冰片0.5克。

【製法與用法】取三藥共研為細末，吹撒患處。1日3次。

【主治與功效】清熱解毒、消腫止痛。治小兒口瘡。

【方劑解釋】黃柏：「治口舌生瘡」；黨參：「補中益氣生津」；冰片：「消腫止痛，治喉痹口瘡」（《中藥

大辭典》）。

### 方 四

【方劑組成】冰片 1 克，煆硼砂 5 克，青黛粉 l 克，朱砂 1 克。

【製法與用法】取諸藥研末，少許搽小兒口舌。每天 2 至 3 次。

【主治與功效】殺菌、消腫、止痛。治鵝口瘡。

【方劑解釋】上述諸藥組合，具有消腫止痛，殺菌，收斂等功效。

## 20　小兒夜啼

小兒夜啼：是指小兒白日安靜，入夜則啼，或夜晚經常哭啼，又無其他症狀者，稱之夜啼。如患有其他疾病而身體不適致夜啼者，不為本病範圍。

症狀：小兒白日安靜，至夜晚即啼哭，或每夜定時啼哭，不因饑渴、痛癢、尿布浸濕、衣帶包裹太緊，或因患疾病不適的啼哭。

### 方 一

【方劑組成】黃連 50 克，遠志 50 克，紅糖適量。

【製法與用法】取黃連、遠志研末調均，每服 1 克，1 日服 3 次，紅糖水送服。

【主治與功效】清心瀉火、安神寧心。治小兒夜啼症。

【方劑解釋】黃連「泄心火……安心定狂躁」；遠志：「安心寧神」（《中藥大辭典》）。黃連清心泄火，遠志安神寧心，心火去則神寧，神寧則自然入睡。

方 二

【方劑組成】蓮米（去皮、芯），百合各 6 克，白糖適量。

【製法與用法】取二藥加適量水燉成糊狀，加白糖拌食，1 日 1～2 次。

【主治與功效】清熱、養心、安神。治小兒夜啼症。

【方劑解釋】蓮米：「養心，益腎，補脾，澀腸，清心解熱」（《中藥大辭典》）；百合：「養陰潤肺，清心安神」（《中藥材手冊》）。

方 三

【方劑組成】酸棗仁 10 克，白糖適量。

【製法與用法】將酸棗仁搗爛，加水煎煮取汁，加入白糖令溶，1 日 1 劑，分 2 次服。

【主治與功效】定驚安神。治小兒受驚夜啼。

【方劑解釋】酸棗仁：「養肝，寧心，安神，斂汗。治虛煩不眠，驚悸怔忡，煩渴，虛汗」（《中藥大辭典》）。

# 五、五官科

## 1 結膜炎、角膜炎

**結膜炎、角膜炎：**是一種常見的眼部疾患，多由外感細菌或肺胃積熱所致。

**症狀：**結膜炎表現眼結膜充血，白睛紅赤，畏光流淚。角膜炎表現為黑睛表面生有細小星翳，或連綴，或團聚，眼紅，畏光，若病情發展，可向黑睛深層蔓延，形成花翳或混眼障。

**方 一**

【方劑組成】木賊 3 克，菊花 9 克，白蒺藜 6 克，決明子 3 克。

【製法與用法】取諸藥加適量水煎煮取汁，1 日 1 劑，分 2 次服用。

【主治與功效】疏風散熱。治急性結膜炎。

【方劑解釋】木賊：「疏風散熱，解肌，退翳，治目生雲翳，迎風流淚等」（《中藥大辭典》）；菊花：「散風，清熱除煩，平肝明目，止痛，治風熱感冒，頭痛眩暈，目赤腫痛，眼目昏花」；白蒺藜：「散風，明目，下氣，行血，治頭痛，身癢，目疾等」；決明子：「清熱明目，潤腸通便，治目赤澀痛，羞明多淚等」（《中藥材手冊》）。

**方 二**

【方劑組成】白蜘蛛 1 隻，白酒、人乳適量。

【製法與用法】將白蜘蛛腹部用針刺破，再加入適量白酒和人乳（二者等量）中，混勻後隔水蒸成黃色，裝入消毒瓶中，用藥汁點眼，1日2次。

【主治與功效】祛風解毒。治角膜實質炎。

【方劑解釋】蜘蛛：「祛風，消腫，解毒」；人乳：「補血，燥濕……治……目赤眼花」（《中藥大辭典》）。

方三

【方劑組成】當歸、川芎、生地、赤芍、羌活、防風各3克，白芷、大黃、薄荷各2.4克，燈芯、竹葉3—5（根）片。

【製法與用法】取諸藥加適量水煎煮取汁，1日1劑，分2次服用。

【主治與功效】清肝明目、疏風解表。治急性結膜炎。

【方劑解釋】方中羌活、防風、白芷：「疏風解表」；當歸、川芎、生地、赤芍：「涼肝活血」；大黃、薄荷：「上清頭目，引熱下行」；燈芯、竹葉作為引藥亦有引熱下行之意。全方合用，有清肝明目，疏風解表之功。

方四

【方劑組成】桑葉30克，野菊花50克，金銀花15克。

【製法與用法】取諸藥加適量水煎煮取汁，待溫，薰洗患眼，每日3～5次。

【主治與功效】疏風解表，清熱解毒治急性結膜炎。

【方劑解釋】方中桑葉：「疏散風寒，平肝明目，涼血止血」；野菊花：「清熱解毒，用於風火上攻，目赤腫

痛」；金銀花：「清熱解毒，疏散風寒」（《中藥學》）。

## 2　沙　眼

**沙眼：**中醫稱為椒瘡，是胞瞼內面發生紅色細小顆粒的疾患，狀若花椒，故名椒瘡。沙眼是一種比較常見的傳染性眼病，且易併發其他眼病而影響視力。

**症狀：**臨床表現為眼部不適，發癢，胞瞼閉開疼痛，眵多流淚，羞明等。

### 方　一

【方劑組成】黃柏 10 克，西瓜霜 10 克，膽礬 0.1 克，烏梅 0.5 克。

【製法與用法】取諸藥加水 300 ml，文火煮沸半小時，過濾，使成約 100 ml，1 日點眼 3～4 次，每次 1～2 滴。

【主治與功效】清熱解毒、退熱消腫。治沙眼，痛癢眵多流淚。

【方劑解釋】黃柏：「清熱，燥濕，瀉火，解毒，治……目赤止痛等」；膽礬：「解毒殺蟲，燥濕止癢」；西瓜霜：「退炎消腫」；烏梅：「收斂生津」（《中藥大辭典》）。附：西瓜霜製法：選重約 6～7 公斤西瓜一個，在瓜蒂處切開，挖去部分肉瓤，用皮硝一斤，裝滿瓜內，然後將切下的瓜蒂蓋上，用竹籤釘牢，懸掛於陰涼通風處，約 10 餘天後，瓜外壁即不斷析出白霜，將霜陸續掃下即可。

### 方　二

【方劑組成】白礬 1 克。

【製法與用法】將白礬加水適量（約 150 ml）煎液，

澄清後點眼。1日點眼3～4次，每次1～2滴。

【主治與功效】解毒止癢。治沙眼，眼癢，流淚。

【方劑解釋】白礬：「解毒殺蟲，燥濕止癢」（《中藥大辭典》）。

## 方 三

【方劑組成】新鮮豬膽1個，生理鹽水適量。

【製法與用法】取新鮮豬膽汁，用生理鹽水稀釋成10%，混勻，過濾，滅菌。點眼每次1～2滴，每日3次。

【主治與功效】清熱解毒。治沙眼，眼癢，眼痛。

【方劑解釋】豬膽：「清熱，燥濕，解毒」（《中藥大辭典》）。

## 3 紅眼病

紅眼病：現代醫學稱「流行性結膜炎」，傳統醫學稱「天行赤眼」，具傳染性，多發於夏秋季。

症狀：發病眼睛紅赤腫痛，怕光羞明，眵多膠結，常累及雙眼。

## 方 一

【方劑組成】野菊花30克，酒大黃10克。

【製法與用法】取二藥加適量水煎煮兩次，合併煎液，分2次服用，1日1劑。

【主治與功效】疏風清熱。治目赤腫痛。

【方劑解釋】野菊花：「疏風清熱，消腫解毒」；大黃：「瀉熱毒，破積滯，行瘀血」（《中藥大辭典》）。

## 方 二

【方劑組成】車前子50克，薄荷10克。

【製法與用法】取二藥加適量水煎煮兩次，合併煎液約 500～600 ml，用消毒紗布蘸藥汁洗眼，每日 3～5 次，至痊癒為止。

【主治與功效】清熱、疏風、解毒。治紅眼病。

【方劑解釋】車前子：「利水，清熱，明目，祛痰」；薄荷：「疏風，散熱，辟穢，解毒」（《中藥大辭典》）。

## 方 三

【方劑組成】金銀花、野菊花各 60 克。

【製法與用法】取二藥加適量水煎煮兩次，合併煎液，分 2 次服用，1 日 1 劑。

【主治與功效】清熱、疏風、解毒。治赤眼腫痛。

【方劑解釋】金銀花：「清熱，解毒」；野菊花：「疏風清熱，消腫解毒」；（《中藥大辭典》）。

## 4 青光眼

**青光眼**：是由於眼房水回流受阻，致使眼內壓增高的一種疾病。

**症狀**：患者自感眼痛，畏光，視野缺損，視力模糊，甚至引起頭痛。中醫將此病稱為「綠風內障」。

## 方 一

【方劑組成】蘆薈 50 克，丁香 50 克，黑醜 60 克，磁石 100 克。

【製法與用法】取諸藥共研細末，混勻，裝入空心膠囊內，依病情每日早晚各服 5 粒（約重 2～4 克），飯後 1 小時後服用。

【主治與功效】清熱平肝、降濁利濕、潛陽明目。治青光眼。

【方劑解釋】蘆薈：清肝瀉火，通經利水；輔以黑醜攻逐水飲，下氣導滯；兩藥合用善治濕熱。再佐以丁香溫中暖腎，以防蘆薈、黑醜苦寒傷正；磁石：潛陽明目，納氣收瞳。四藥合用有清熱平肝，降濁利濕，潛陽明目之功，對降低眼壓、縮瞳、恢復視力有良好的療效。

### 方 二

【方劑組成】羌活 9～12 克。

【製法與用法】取羌活加適量水煎煮取汁，1 日 1 次內服，連服 7 日。

【主治與功效】宣散外邪，祛風止痛。用於急性青光眼治療。

【方劑解釋】羌活：「本品上行頭面，宣散外邪，能治五官諸疾」（《中藥學》）。

### 5　耳鳴、耳聾

**耳鳴，耳聾**：病因多為臟腑虛損，氣血不足而致。與現代醫學的神經性耳鳴，耳聾相類似。

**症狀**：耳鳴，即耳中鳴響如蟬鳴，或如鐘鳴。耳聾是指聽力減退，甚至失聽。兩症可先後出現，或同時存在。

### 方 一

【方劑組成】熟地 50 克，黃柏 9 克，菖蒲 9 克。

【製法與用法】取三藥加水 500 ml，文火煎至 250 ml，分兩次服用，1 日 1 劑。

【主治與功效】滋陰補血、理氣開竅。治陰虛火旺所

至耳鳴，耳聾。

【方劑解釋】熟地：「滋陰補血，治陰虛血少，目昏耳鳴，腰膝酸軟等」；黃柏：「瀉火解毒，清濕熱」；菖蒲：「開竅，豁痰，理氣，活血」（《中藥材手冊》）。

方 二

【方劑組成】鮮菖蒲適量。

【製法與用法】將鮮菖蒲搗爛，用細紗布擠汁，滴耳，1日5～6次，1次1～2滴。

【主治與功效】活血、理氣、開竅。治耳中憋脹，耳鳴，聽力下降。

【方劑解釋】此為一民間單方，使用簡便。菖蒲作用見上方解釋。

方 三

【方劑組成】蔓荊子、酵柴胡、大川芎各10克，粉葛根、黃芪、丹參各30克，桃仁泥、紅花、赤芍各10克，青蔥管5根。

【製法與用法】取諸藥加水煎兩次，合併煎液，文火濃縮至350 ml，分2次服用，1日1劑。

【主治與功效】升舉清陽、化瘀開竅。治神經性耳聾。

【方劑解釋】方中黃芪：益氣升陽；柴胡，葛根：助黃芪升舉清陽，蔓荊子：清利頭目；丹參、赤芍、川芎、桃仁、紅花：化瘀通竅；青蔥管一味引諸藥達病所以開耳竅。綜觀全方有升舉清陽，化瘀開竅之效。

方 四

【方劑組成】乾百合適量。

【製法與用法】將乾百合研末，溫開水送服，1次服6

克，1日服2次。

【主治與功效】清熱開竅。治耳聾，耳痛。

【方劑解釋】百合：「治耳聾、耳痛」（《中藥學》）。

## 6　中耳炎

中耳炎：傳統醫學稱之為「聤耳」，是由於中耳道感染細菌所發生的炎症。一般分為急、慢性中耳炎和滲出性中耳炎。

**症狀：**臨床表現為耳痛、脹悶，耳內流膿，耳膜穿孔，聽力減退等。

### 方　一

【方劑組成】柴胡500克，香附250克，川芎250克。

【製法與用法】取三藥共研細末，製成水泛丸，每日早晚各服5克，10日為1療程。

【主治與功效】升陽、理氣、止痛。治滲出性中耳炎。

【方劑解釋】柴胡：「和解表裏，疏肝，升陽」；香附：「理氣解鬱，止痛調經」；川芎：「行氣開鬱，祛風燥濕，活血止痛」（《中藥大辭典》）。

### 方　二

【方劑組成】苦參10克，冰片10克，香油90克。

【製法與用法】先取苦參於香油中炸黃（勿黑）後，撈出苦參，再把冰片研末同苦參油混合均勻裝於乾燥瓶內備用。用時先將耳內膿液用藥棉清洗乾淨，然後用上述藥油滴耳，1次3～4滴，1日2次。

【主治與功效】清熱燥濕、消腫止痛。治化膿性中耳

炎。

【方劑解釋】苦參：「清熱，燥濕，殺蟲」；冰片：「通諸竅，散鬱火，去翳明目，消腫止痛，治……氣閉耳聾，喉痹，口瘡，中耳炎……」（《中藥大辭典》）。

方 三

【方劑組成】冰片1克，枯礬25克，血餘炭25克。

【製法與用法】取三藥共研成極細粉（過100目篩）後，裝密閉瓶中備用。用時先用3%雙氧水沖洗外耳道，用藥棉擦拭乾淨，然後將藥粉吹入耳內，每次用量不宜太多，以免藥粉在耳內結塊影響療效，每日上藥1次即可。

【主治與功效】燥濕解毒、消腫止痛。治急、慢性化膿性中耳炎。

【方劑解釋】冰片：「通諸竅，散鬱火，去翳明目，消腫止痛，治……氣閉耳聾，喉痹，口瘡，中耳炎……」；枯礬：「消痰，燥濕，止瀉，止血，解毒，殺蟲」；血餘炭：「消瘀，止血」（《中藥大辭典》）。

## 7 鼻竇炎

**鼻竇炎：**是由於細菌感染，營養不良、身體抵抗力差、變態反應體質、纖毛無力綜合徵、及增殖腺肥大等原因所致。一般分為急、慢性鼻竇炎。

**症狀：**臨床表現為鼻塞、膿性鼻涕及張口呼吸。鼻涕向後流入咽部，發生刺激性咳嗽，入睡時較重。頭痛多為脹痛，部位大多在額部，也可在顳部或枕部。頭痛以上午為重，下午和晚上則感輕快，尤以額竇炎明顯。鼻流濁涕，量多不止，嗅覺明顯減退。兒童患者體溫有時升高，

易倦，體重不增，食慾不振，並有貧血現象。

方 一

【方劑組成】冰片 3 克，辛夷花 3 克，黃連 0.6 克。

【製法與用法】取三藥共研細末，每天於早、中、晚 3 次取少量藥粉入鼻孔。

【主治與功效】瀉火、解毒、通竅。治急、慢性鼻竇炎。

【方劑解釋】冰片：「通諸竅，散鬱火，去翳明目，消腫止痛，治……氣閉耳聾，喉痺，口瘡，中耳炎……」；黃連：「瀉火，燥濕，解毒，殺蟲」；辛夷花：「散風寒，通鼻竅。治風寒頭痛、鼻淵、鼻流濁涕」（《中藥大辭典》）。

方 二

【方劑組成】辛夷、白芷、蒼耳子各 9 克。

【製法與用法】取三藥加適量水煎煮兩次，合併煎液約 300 ml，分早晚 2 次服用。1 日 1 劑。與上方配合使用，效果更佳。

【主治與功效】祛風散寒、消腫止痛。治急性鼻竇炎。

【方劑解釋】辛夷：「散風寒，通鼻竅。治風寒頭痛、鼻淵、鼻流濁涕」；白芷：「祛風，燥濕，消腫，止痛。治……鼻淵等」；蒼耳子：「散風，止痛，祛濕，殺蟲。治風寒頭痛，鼻淵等」（《中藥大辭典》）。

方 三

【方劑組成】當歸 15 克，菖蒲 12 克，白芷 12 克，蒼耳子 20 克。

【製法與用法】取上藥加水 200 ml，煮沸 15 分鐘，趁

熱薰鼻，早晚各薰 1 次，1 劑藥可薰 5 天。

【主治與功效】祛風燥濕、理氣開竅。治鼻腔流膿，鼻塞，嗅覺減退。

【方劑解釋】當歸：「補血和血，調經止痛，潤燥滑腸」；菖蒲：「開竅，豁痰，理氣，活血，散風，去濕」；白芷：「祛風，燥濕，消腫，止痛。治……鼻淵等」；蒼耳子：「散風，止痛，祛濕，殺蟲。治風寒頭痛，鼻淵等」（《中藥大辭典》）。

## 8 鼻息肉

**鼻息肉**：是指鼻腔內的贅生物，其狀若葡萄或榴子，光滑柔軟，帶蒂而可活動。

**症狀**：臨床表現為持續性鼻塞，並有嗅覺減退，鼻涕增多，常有頭昏，頭痛等症。

### 方 一

【方劑組成】菖蒲、皂角各 30 克。

【製法與用法】取二藥共研細粉，用藥棉裹藥粉 3 克塞入鼻中，仰臥片刻。早晚各 1 次。

【主治與功效】散風、理氣、通竅。治鼻息肉。

【方劑解釋】菖蒲：「開竅，豁痰，理氣，活血，散風，去濕」；皂角：「通竅，滌炭，搜風，殺蟲」（《中藥大辭典》）。

### 方 二

【方劑組成】藕節 60 克（焙焦），烏梅肉 30 克（焙焦），白礬 15 克，冰片 3 克。

【製法與用法】取藕節、烏梅肉焙焦，再與冰片、白

礬共研細末，裝入密閉瓶中備用。用時取適量藥粉吹入患側鼻孔，每小時 1 次，5 天為 1 療程。

【主治與功效】燥濕解毒、散瘀通竅。治鼻息肉。

【方劑解釋】藕節：「止血，散瘀」；烏梅肉：「收斂生津，安蛔驅蟲……治一切瘡肉」；冰片：「通諸竅，散鬱火，去翳明目，消腫止痛」；枯礬：「消痰，燥濕，止瀉，止血，解毒，殺蟲」（《中藥大辭典》）。

### 方 三

【方劑組成】狗頭骨 50 克，烏梅肉 25 克，人指甲 9 克，硼砂 6 克。

【製法與用法】取前三藥各置瓦上並在炭火中焙烤，待其色分別呈白色，黑炭色和焦黃色後，取出待涼研末，再與硼砂一起研成極細粉，裝瓶備用。用時取藥粉少許吹入息肉上，每 1～2 小時 1 次，10 天為 1 療程。如果症狀嚴重者，可用辛夷花、薄荷各 9 克煎液沖服本品 3–6 克，每日 3 次。

【主治與功效】清熱、活血、通竅。治鼻息肉。

【方劑解釋】狗頭骨：「健脾和絡，活血生肌……燒屑療諸瘡瘻」；烏梅肉：「收斂生津，安蛔驅蟲……治一切瘡肉」；硼砂：「清熱消痰，涼血止血，治……惡瘡疔毒」；人指甲：「治鼻衄等」（《中藥大辭典》）。

### 9 鼻 炎

**鼻炎：**鼻炎是以鼻塞不通，流涕，甚至不聞香臭為特徵的鼻部疾患。可分為急性鼻炎，慢性鼻炎、肥厚性鼻炎、萎縮性鼻炎和過敏性鼻炎等。

常見病精選驗方解

症狀：急性鼻炎多由外感風邪所致，症見：鼻塞不通，流涕，噴嚏，甚至不聞香臭。慢性鼻炎，鼻堵呈間歇性或交替性，鼻涕黏稠或清稀，經久不癒，甚至嗅覺失靈。過敏性鼻炎，是以突然和反覆發作的鼻癢、噴嚏、鼻塞、流清涕為特徵的鼻病。

### 方 一

【方劑組成】撲爾敏 4mg 100 片，冰片 2 克。

【製法與用法】取撲爾敏片研細，加冰片研勻，用藥棉蘸取適量藥粉塗入鼻孔內，每日 2～3 次。

【主治與功效】抗過敏、通鼻竅。適用於過敏性鼻炎，感冒鼻塞流涕。

【方劑解釋】撲爾敏為抗過敏西藥；冰片：「通諸竅，散鬱火，去翳明目，消腫止痛」（《中藥大辭典》）。

### 方 二

【方劑組成】辛夷 10 克，細辛 3 克，夏枯草 6 克，甘草 6 克，冰片 0.6 克。

【製法與用法】將諸味藥共研成細粉，最後加冰片研勻，用藥棉蘸取適量藥粉塗入鼻孔內，每日 2～3 次。

【主治與功效】散風寒、通鼻竅。適用於鼻炎頭痛，鼻流濁涕，鼻塞不通，嗅覺不靈。

【方劑解釋】辛夷：「散風寒，通鼻竅。治風寒頭痛、鼻淵、鼻流濁涕」；細辛：「祛風，散寒，行水，開竅。治風冷頭痛，鼻淵等」；夏枯草：「清肝，散結。亦有抗菌消炎作用」；甘草：「和中緩急，潤肺，解毒，調和諸藥」；冰片：「通諸竅，散鬱火，去翳明目，消腫止痛」（《中藥大辭典》）。

## 方 三

【方劑組成】蒼耳草 30 克，路路通 30 克，白芷 30 克。

【製法與用法】取三藥加適量水煎煮兩次，合併煎液，分 2 次服用，每日 1 劑。5～7 天為 1 療程。

【主治與功效】祛風散熱、消腫止痛。治外感風寒所致急性鼻炎，症見鼻塞不通，流清涕。

【方劑解釋】蒼耳草：「祛風散熱，解毒殺蟲」；路路通：「通絡，利水」；白芷：「祛風，燥濕，消腫，止痛。治……鼻淵等」（《中藥大辭典》）。

## 方 四

【方劑組成】辛夷花 30 克，雞蛋 1 個。

【製法與用法】用辛夷花煎汁煮蛋，吃蛋喝湯，1 日 1 次，連服 10 天。

【主治與功效】散風寒、通鼻竅。治慢性鼻炎。

【方劑解釋】辛夷花：「散風寒，通鼻竅。治風寒頭痛、鼻淵、鼻流濁涕」（《中藥大辭典》）。

常見病精選驗方解

## 10　咽喉炎

咽喉炎：中醫稱之為虛火「喉痹」，多由菸酒過度，虛火上竄所致。

症狀：咽部乾癢，疼痛，或有異物感，或乾咳少痰。

## 方 一

【方劑組成】芍藥 6 克，甘草 30 克。

【製法與用法】取二藥加適量水煎煮兩次，合併煎液約 300 ml，分早晚 2 次服用，1 日 1 劑。

【主治與功效】涼血消腫、行瘀止痛。治慢性咽喉炎。

【方劑解釋】芍藥：「行瘀，止痛，涼血，消腫」；甘草：「和中緩急，潤肺，解毒，調和諸藥」（《中藥大辭典》）。

### 方 二

【方劑組成】青果 8 枚，白礬 3～4 粒（米粒大），冰硼散 0.2 克。

【製法與用法】每次取青果 8 枚，置保溫茶杯中，加剛沸的白開水，再加入白礬和冰硼散即可。少量頻頻含咽，藥水喝完喉後，又加入白礬和冰硼散，劑量同前，摻入白開水，再服，每日服 3～5 杯。

【主治與功效】清熱利咽。治慢性咽喉炎。

【方劑解釋】青果：「清熱，利咽，生津，治咽喉腫痛，口渴」；白礬：「清痰，燥濕，止血，止瀉，解毒，殺蟲。治……喉痹，乳蛾，喉風等」（《中藥大辭典》）；冰硼散由冰片和硼酸組成，一般醫院有售。

### 方 三

【方劑組成】金銀花 15 克，杭菊 12 克，桔梗、麥冬、玄參各 10 克，木蝴蝶 6 克，膨大海 3 枚。

【製法與用法】取諸藥加適量水煎煮兩次，合併煎液約 400 ml，分早晚 2 次飯後服用，1 日 1 劑，20 天為 1 療程。

【主治與功效】清熱利咽。治慢性咽喉炎。

【方劑解釋】本方具有清熱利咽，養陰解毒作用。其中金銀花、杭菊：清熱解毒；玄參、麥冬：養陰生津；木蝴蝶、膨大海清肺開音，滋潤咽喉；桔梗：宣肺祛痰；甘

草：清熱解毒，調和諸藥。

## 11　扁桃體炎

**扁桃體炎**：中醫稱之為「乳蛾」，其發病部位在咽喉部兩側的喉核處。

**症狀**：咽喉紅腫疼痛，扁桃體腫脹乳蛾，甚至感染化膿，伴發熱，畏寒、頭痛，面赤等症。

**方　一**

【方劑組成】鮮白蘿蔔1個，青果10個，冰糖少許。

【製法與用法】取三味煎汁代茶飲。1日1劑，分2次服用。

【主治與功效】清熱消腫。治扁桃體發炎，紅腫初起。

【方劑解釋】青果：「清熱，利咽，生津，治咽喉腫痛，口渴」（《中藥大辭典》）。白蘿蔔加冰糖有清咽利水作用。

**方　二**

【方劑組成】鮮蘆根30克，生石膏60克，冰糖適量。

【製法與用法】上藥加適量水煎煮，濾汁，加冰糖適量頓服。

【主治與功效】清熱消腫。治急性扁桃體炎。

【方劑解釋】蘆根：「清熱，生津，除煩，止嘔」；生石膏：「解肌清熱，除煩止渴」（《中藥大辭典》）。

**方　三**

【方劑組成】金銀花24克，連翹9克，丹皮9克，甘草15克。

【製法與用法】取諸藥加適量水煎煮2次，合併煎液

常見病精選驗方解

約 300 ml，分早晚 2 次服用，1 日 1 劑。

【主治與功效】清熱解毒、散結消腫。治扁桃體炎，適用於咽喉腫痛，吞咽困難。

【方劑解釋】金銀花：「清熱解毒」；連翹：「清熱解毒，散結消腫」；丹皮：「清熱，涼血，和血，消瘀」；甘草：「和中緩急，潤肺，解毒，調和諸藥」（《中藥大辭典》）。

## 12 牙 痛

牙痛：是一種常見疾病，一般都是由牙齒或牙周疾患引起的。

症狀：牙齒疼痛難忍，牙周紅腫，常伴有頭痛、腮腫等症狀。

### 方 一

【方劑組成】鮮桂花樹根 50 克，豆腐 1 塊（石膏點漿）。

【製法與用法】挖鮮桂花樹根約 50 克，洗淨，加適量水與豆腐共煎，沸後文火再煎 20 分鐘。去藥渣，吃豆腐喝湯。1 日 1 劑，分 2 次服用。在服藥同時，亦可將從樹根上退下樹根皮貼牙根，可止痛。

【主治與功效】清熱、解毒、止痛。治虛火牙痛。

【方劑解釋】桂樹根：「治胃痛，牙痛，風濕麻木，筋骨疼痛」；豆腐：「益氣和中，生津潤燥，清熱解毒」（《中藥大辭典》）。

### 方 二

【方劑組成】川椒 30 克，炙蜂房 30 克。

【製法與用法】取川椒炒出汗，與炙蜂房一起研成細末，每次用 6 克加水 300 ml，文火煎至 200 ml，趁熱漱口。1 日數次。

【主治與功效】散寒、祛風、止痛。治各種牙痛。

【方劑解釋】川椒：「溫中散寒，除濕，止痛，殺蟲，解魚腥毒」（《中藥大辭典》）；蜂房：「祛風，攻毒，殺蟲，止痛」（《中藥材手冊》）。

方 三

【方劑組成】樟腦 3 克，川椒 3 克，細辛 2 克。

【製法與用法】取三藥研為極細末，置銅勺內，用茶盅蓋嚴，以稠面封固四周，勿令透氣。放入微火上煆燒，約 15～20 分鐘，移火候冷，揭開茶盅，則茶盅底顯藥霜，收集入密閉瓷容器內備用。用時取少許藥霜塞痛處。

【主治與功效】散寒、祛風、止痛。治風火牙痛，齲齒牙痛。

【方劑解釋】樟腦：「通竅，殺蟲，止痛，辟穢。治心腹脹痛……牙痛」；細辛：「祛風，散寒，行水，開竅。治風冷頭痛，鼻淵，齒痛……」；川椒：「溫中散寒，除濕，止痛，殺蟲，解魚腥毒」（《中藥大辭典》）。

方 四

【方劑組成】六神丸 6～8 粒，醋適量（約 10 ml）。

【製法與用法】取六神丸加醋浸泡 15 分鐘後，用棉球蘸藥汁擦牙痛處，1 日數次。

【主治與功效】止痛消炎。適用於各種牙痛。

【方劑解釋】六神丸有清熱解毒，消腫止痛的功效。

常見病精選驗方解

## 13 齲 齒

**齲齒：**是一種常見的口腔疾病。大多是由於不注意口腔衛生，或糖食過多，感染細菌，使牙齒組織被齲蝕，逐漸毀壞崩解，形成齲洞。

**症狀：**牙齒齲蝕嚴重，牙齒有齲洞，疼痛，紅腫，如不及時治療，可危及它齒，甚至喪失咀嚼功能。

**方 一**

【方劑組成】白僵蠶 10 克，蠶蛻紙 10 克。

【製法與用法】取白僵蠶炒黃，另取蠶蛻紙燒灰，共研細末，取藥粉擦齲齒患處，過半小時以上，用鹽水漱口。1 日 3 次。

【主治與功效】祛風止痛。治齲齒牙痛。

【方劑解釋】白僵蠶：「祛風解痙，化痰散結。治瘰癧結核等」（《中藥大辭典》）

**方 二**

【方劑組成】毛茛全草，烏梅各 5 克。

【製法與用法】取二藥搗爛成泥，貼敷患處。1 日 2 次，敷後用鹽水漱口。

【主治與功效】消腫止痛治齲齒牙痛。

【方劑解釋】毛茛：「治……癰腫，惡瘡，疥癬，牙痛，火眼」；烏梅：「收斂生津，安蛔驅蟲」（《中藥大辭典》）。

**方 三**

【方劑組成】鮮生地 12 克，冰片 1.2 克。

【製法與用法】將鮮生地搗爛，與冰片（研細）搓成

丸，置入齲洞中，1日1次。

【主治與功效】清熱涼血、消腫止痛。治齲齒牙痛。

【方劑解釋】鮮生地：「清熱涼血，生津」；冰片：「通諸竅，散鬱火，去翳明目，消腫止痛」（《中藥大辭典》）。

## 14　口　臭

口臭：是指自覺或他覺口中氣味臭穢的一種症狀。可由胃腑熱盛，或食滯化腐，或口腔疾患等因素所致。也有因吃生蔥、生蒜所致

**症狀：**口臭難聞，不利於社交場合說話交流。

**方　一**

【方劑組成】醋適量。

【製法與用法】取適量醋含漱口中，稍頃吞下。

【主治與功效】除食用生蔥、生蒜引起的口臭。

【方劑解釋】醋可消除滯留在口腔的蔥、蒜味道。此方簡單實用。

**方　二**

【方劑組成】生大黃 3–9 克，生甘草 6–10 克。

【製法與用法】取二藥加適量水煎煮 2 次，合併煎液約 300 ml，分 3 次服用，1 日 1 劑。

【主治與功效】清熱解毒。治口臭。適用於胃腸積熱，口臭、便秘，伴食後有噁心嘔吐症狀。

【方劑解釋】生大黃：「瀉熱毒，破積滯，行瘀血」；生甘草：「清熱解毒」（《中藥大辭典》）。

常見病精選驗方解

**方　三**

【方劑組成】鮮藿香 15 克，蒼朮 10 克，冰片 1 克。

【製法與用法】取二藥煎煮取汁約 500 ml，再放入冰片溶化，含漱，每日 3～4 次。

【主治與功效】祛積熱，除口臭。適用於脾胃積熱，口瘡口臭。

【方劑解釋】藿香：「快氣，和中，辟穢，去濕」；蒼朮：「健脾，燥濕，解鬱，辟穢」；冰片：「通諸竅，散鬱火，去翳明目，消腫止痛」（《中藥大辭典》）。

**方　四**

【方劑組成】公丁香 1～2 個。

【製法與用法】含入口中，1 日數次。

【主治與功效】降逆除臭。治口臭。

【方劑解釋】丁香：「溫中，健腎，健胃，降逆」（《中藥大辭典》）。

## 15　口　瘡

口瘡：是指口、舌生瘡潰爛，且反覆不癒的一種口腔疾患。

症狀：口腔、舌頭生瘡潰爛，疼痛，不思飲食。

**方　一**

【方劑組成】冰片 6 克，黃柏 30 克，薄荷葉 30 克，蜂蜜適量。

【製法與用法】取上藥研成粉末，加蜂蜜製成丸，彈子大小，1 次服 1 丸，含化。

【主治與功效】清熱解毒、消腫止痛。治口、舌瘡。

【方劑解釋】冰片：「通諸竅，散鬱火，去翳明目，消腫止痛」；黃柏：「清熱，燥濕，瀉火，解毒」；薄荷葉：「疏風，散熱，辟穢，解毒」（《中藥大辭典》）。

方 二

【方劑組成】青黛、冰片各等量。

【製法與用法】取二藥研細過80目篩，貯瓶備用。用時取藥粉撒於瘡面上，閉口10分鐘，每日3～5次。

【主治與功效】清熱、涼血、解毒。治口、舌瘡。

【方劑解釋】冰片見上方；青黛：「清熱，涼血，解毒」（《中藥大辭典》）。

方 三

【方劑組成】青黛、黃柏、五倍子、枯礬各等量。

【製法與用法】取諸藥研細過80目篩，貯瓶備用。用時取藥粉撒於瘡面上，閉口10分鐘，每日3～5次。

【主治與功效】清熱瀉火、燥濕解毒。治口、舌瘡，齒齦潰爛。

【方劑解釋】青黛見上方；黃柏：「清熱，燥濕，瀉火，解毒」；五倍子：「斂肺，澀腸，止血，解毒」；枯礬：「消痰，燥濕，止瀉，止血解毒」（《中藥大辭典》）。

方 四

【方劑組成】小麥面適量，冰片1克。

【製法與用法】將小麥面燒灰，取小麥面炭灰2克與冰片混合研成細粉。用時將藥粉塗在瘡面上，每天2～3次。

【主治與功效】消腫止痛。治小兒口瘡，疼痛拒食者。

【方劑解釋】冰片：「通諸竅，散鬱火，去翳明目，消腫止痛」（《中藥大辭典》）。

## 16　面部疔瘡

**面部疔瘡：**是指發生於顏面部疔、癤、癰、蜂窩組織炎等，多由細菌感染所致。

**症狀：**顏面部發生形小根深如釘，病情急劇，易造成感染擴散，形成外瘍。患處紅腫熱痛，伴惡寒發熱。

### 方 一

【方劑組成】鮮蒲公英 60 克，醋適量。

【製法與用法】取鮮蒲公英搗爛，加適量熱醋，攤於紗布，貼於患處，1 日換藥 1 次。或用蒲公英乾品 30 克研細加熱醋敷之。無蒲公英，用魚腥草亦可。

【主治與功效】清熱、解毒、散結。治面部癤癰。

【方劑解釋】蒲公英：「清熱解毒，利尿散結。敷諸瘡腫毒……」（《中藥大辭典》）。

### 方 二

【方劑組成】明礬、雄黃、黃芩、赤芍、薑黃各 3 克。

【製法與用法】取諸藥共研細末，以冷開水調成糊狀，乾濕適宜，敷瘡面約 0.2～0.3 cm 厚，用紗布敷蓋。若已潰爛出膿，可離開瘡口約 0.5～1 cm 周圍敷，1 日 1 次。

【主治與功效】瀉火、解毒、止痛。治顏面癤疔灼熱，紅腫痛癢。

【方劑解釋】明礬：「消痰，燥濕，止瀉，止血解毒」；雄黃：「燥濕，祛風，殺蟲，解毒」；黃芩：「瀉實火，除濕熱，止痛」；赤芍：「行瘀，止痛，涼血，消

腫」薑黃：「破血，行氣，通經，止痛」（《中藥大辭典》）。

方 三

【方劑組成】生杏仁適量，雞蛋清適量。

【製法與用法】將生杏仁搗爛，與雞蛋清調成藥餅，於睡覺前洗面敷之，早洗去，連敷5天左右。

【主治與功效】消腫散結。治面部生瘡。

【方劑解釋】生杏仁：「殺蟲，消諸瘡疥，消腫，去頭面諸瘡腫痛」（《中藥大辭典》）。

# 六、其　他

## 1　中暑

**中暑**：是由於高溫或烈日暴曬引起人體體溫調節功能紊亂所致的一類急性疾病。

**症狀**：在夏日酷暑高溫下所引起的高熱，出汗，心慌，頭暈，甚至神智昏迷，抽搐等症狀。

### 方　一

【方劑組成】鮮荷葉、鮮蘆根各 30 克，扁豆花 6 克。

【製法與用法】取三藥加適量水煎服。

【主治與功效】清暑化濕。適用於中暑頭脹，胸悶，口渴，嗓子乾，胃口不好。

【方劑解釋】鮮荷葉：「清暑利濕，升發清陽」；蘆根：「清熱，生津，除煩，止嘔」；扁豆花：「健脾和胃，清暑化濕」（《中藥大辭典》）。

### 方　二

【方劑組成】鮮絲瓜花 7～8 朵，綠豆 60 克。

【製法與用法】取綠豆加清水 1 大碗煎煮取治（去豆渣），放入絲瓜花煮沸，1 次服用。

【主治與功效】清熱解毒、利水。治中暑。

【方劑解釋】絲瓜花：「清熱解毒，退火毒，消腫」；綠豆：「清熱解毒，消暑，利水」（《中藥大辭典》）。

## 方 三

【方劑組成】生石膏 12 克，扁豆花 12 克，鮮絲瓜花 12 克，鮮荷葉 15 克，連翹 9 克，金銀花 9 克，菊花 9 克，竹茹 6 克。

【製法與用法】取諸藥加適量水煎煮取汁（花類藥後下），溫服。

【主治與功效】解肌清熱、涼血解毒。治中暑，適用於高燒不省人事。

【方劑解釋】生石膏：「解肌清熱，除煩止渴。治熱病壯熱不退，心煩神昏，口渴咽乾，肺熱喘急等」；連翹：「清熱解毒，散結消腫。治溫熱……」；金銀花：「清熱解毒。治溫病發熱……」；菊花：「疏風，清熱，明目，解毒」；竹茹：「清熱，涼血，化痰，止吐」（《中藥大辭典》）；其他幾味見上方。

## 2 外傷出血

**外傷出血：**是指機體受外來暴力所致損傷（擦傷、割傷、刺傷、挫裂傷等），引起皮膚黏膜破裂，甚至深部組織損傷造成毛細血管或動、靜脈血管破裂出血。

### 方 一

【方劑組成】蘇木 200 克。

【製法與用法】將蘇木研成細粉，敷於出血處，外纏紗布裹緊。

【主治與功效】破瘀止血。外傷止血，跌打損傷。

【方劑解釋】蘇木：「行血，破瘀，消腫，止痛」（《中藥大辭典》）。

### 方 二

【方劑組成】煅石膏 60 克，生乳香 30 克。

【製法與用法】取二藥研細，敷於出血處，外纏紗布裹緊。

【主治與功效】活血生肌。治刀傷出血。

【方劑解釋】煅石膏：「生肌斂瘡」；生乳香：「調氣活血，定痛，追毒」（《中藥大辭典》）。

### 方 三

【方劑組成】三七 30 克，黃柏 30 克。

【製法與用法】取二藥研細，敷於出血處，外纏紗布裹緊。

【主治與功效】散瘀止痛、止血消腫。治刀傷出血。

【方劑解釋】三七：「止血，散瘀，消腫，止痛」；黃柏：「清熱，燥濕，瀉火，解毒」（《中藥大辭典》）。二藥敷之，即可止血，又能防傷口感染。

### 3 諸骨鯁喉

骨鯁喉：多由飲食不慎，誤將魚、雞、鴨等動物骨、刺吞入，卡在咽喉部，致咽喉疼痛不適，不能飲食，甚則下行刺穿消化道而造成不良後果。

### 方 一

【方劑組成】韭菜適量。

【製法與用法】將韭菜適量，洗乾淨，不必切，用開水略燙，咽下。骨鯁可隨韭菜脫離喉道，與糞便一同排出。

【主治與功效】治骨鯁喉。

【方劑解釋】利用消化道的蠕動作用，韭菜包裹骨鯁，從消化道排除。

方 二

【方劑組成】蜘蛛殼 4 隻，醋 30 ml。

【製法與用法】取蜘蛛殼燒灰，沖醋 30 ml 含服。

【主治與功效】治骨鯁喉。

【方劑解釋】蜘蛛殼：「祛風，消腫，解毒」（《中藥大辭典》）；醋可軟化骨鯁，使其順利咽下。

方 三

【方劑組成】鳳仙花子 20 粒（或鳳仙花 90－120 克）。

【製法與用法】取鳳仙花子水煎，取汁約 30 ml，含服。或用鳳仙花搗爛沖醋 30ml，取藥汁慢慢含服。

【主治與功效】治骨鯁喉。

【方劑解釋】鳳仙花：「祛風，活血，消腫，止痛」（《中藥大辭典》）。

## 4 魚蟹中毒

**魚蟹中毒**：是指飲食不慎，或由於對魚蟹過敏，食用了有毒魚蟹後，機體產生的毒性反應。

**症狀**：魚蟹中毒可出現噁心嘔吐、心胸滿悶、腹痛腹瀉、心煩意亂。尤其是河豚中毒，症狀較重。臨床表現為噁心嘔吐、口渴、腹痛腹瀉等消化系統症狀；口唇、舌尖、指端麻木，眼瞼下垂，四肢乏力，繼而四肢肌肉麻痺，行走不穩，共濟失調，甚至癱瘓等神經系統症狀；嚴重者血壓、體溫下降，言語不清，聲音嘶啞，呼吸困難、

急促、表淺而不規則，瞳孔散大，昏睡，昏迷，最後發生呼吸中樞麻痺，如不迅速救治，可導致死亡。

方 一

【方劑組成】生橄欖 20 枚。

【製法與用法】橄欖洗淨，去核搗爛，加少量水調勻，絞汁頓服。

【主治與功效】適用於河豚中毒、毒蕈中毒、飲酒過量中毒。

【方劑解釋】此方是一經驗方，生橄欖藥性未見記載。

方 二

【方劑組成】南瓜根 1000 克。

【製法與用法】取南瓜根加水煎煮，取濃汁 100 ml，頓服。

【主治與功效】治河豚中毒。

【方劑解釋】南瓜根：「消腫，除濕熱，解毒」（《中藥大辭典》）。

方 三

【方劑組成】橘皮 10 克，大黃 6 克，樸硝 10 克。

【製法與用法】取三藥加適量水煎煮，濃縮至 60 ml。頓服。

【主治與功效】治魚蟹中毒。

【方劑解釋】橘皮：「理氣，調中，燥濕，化痰……亦解魚蟹毒」；大黃：「瀉熱毒，破積滯，行瘀血」；樸硝：「瀉熱，燥濕，軟堅。散惡血解毒」（《中藥大辭典》）。

方 四

【方劑組成】紫蘇、生薑、紅糖各 9 克。

【製法與用法】取紫蘇、生薑加水煎煮，濃縮成 200 ml，加紅糖化勻，溫服。

【主治與功效】治魚蟹中毒、腹痛腹瀉。

【方劑解釋】紫蘇：「發表散寒，理氣和營。……並能解魚蟹中毒」；生薑：「解表散寒，溫中止吐」（《中藥大辭典》）。

## 5　毒蟲螫傷

**毒蟲螫傷**：包括毒蜂、蠍、蜈蚣、毒蜘蛛等螫傷人體，產生的一系列毒性反應。須及時救治，否則可危及生命。

**症狀**：毒蟲螫傷可出現局部灼熱、麻木、紅腫、疼痛，並伴有頭暈、噁心、嘔吐等症。

### 方　一

【方劑組成】雄黃、枯礬各 50 克。

【製法與用法】取二藥共研細末，用茶水調敷患處。

【主治與功效】治蠍螫傷。

【方劑解釋】雄黃：「燥濕，祛風，殺蟲，解毒。治……蛇蟲螫傷等」；枯礬：「燥濕，止血，止瀉，解毒，殺蟲」（《中藥大辭典》）。

### 方　二

【方劑組成】蠍子 6 條，95％酒精 500 ml。

【製法與用法】將活蠍子放入酒精中浸泡 2 天，取藥液塗抹患處。

【主治與功效】治蠍螫傷和蜂螫傷。

【方劑解釋】蠍子：「祛風，通絡，止痙，解毒」（《中藥大辭典》），此方意為取蠍毒，以毒攻毒。

常見病精選驗方解

## 方 三

【方劑組成】生烏頭數枚，醋適量。

【製法與用法】將烏頭搗爛，加適量醋調成糊狀，塗敷患處，1 小時 1 次。

【主治與功效】治蠍、蜂螫傷，蜈蚣、螞蝗、毒蛇咬傷。

【方劑解釋】烏頭：「祛寒濕，散風邪，溫經，止痛」（《中藥大辭典》）。烏頭有大毒，用其以毒攻毒。

## 方 四

【方劑組成】鮮桑樹葉、米醋適量。

【製法與用法】取鮮桑樹葉搗爛和米醋敷於患處。

【主治與功效】治蜂螫傷、蜈蚣咬傷局部灼痛、紅腫。

【方劑解釋】桑樹葉：「祛風散熱，涼血明目，治……蛇蟲蜈蚣咬傷」（《中藥大辭典》）。

## 方 五

【方劑組成】雄黃 3 克，麝香少許，青黛 1.5 克。

【製法與用法】取三藥研合均勻，用酒調和塗敷患處。

【主治與功效】治毒蜘蛛咬傷。

【方劑解釋】雄黃：「燥濕，祛風，殺蟲，解毒。治……蛇蟲螫傷等」；麝香：「開竅，辟穢，通絡，散瘀」；青黛：「清熱，涼血，解毒。治……蛇蟲螫傷」（《中藥大辭典》）。

## 6 飲酒中毒

飲酒中毒：是指飲酒過量，使大量酒精積蓄於機體，產生的一系列中毒症狀。

症狀：飲酒過量後，表現有呼吸有酒味，兩眼充血，面色潮紅（或蒼白），口乾，出汗，心悸，躁動，眩暈，嘔吐，語無倫次等。嚴重時進入昏睡，呼吸緩慢，體溫降低，二便失禁，抽搐，昏迷，最後可導致呼吸中樞麻痹。

**方 一**

【方劑組成】乾葛花 60 克，鮮蘿蔔 2500 克。

【製法與用法】取二味煎水，頻頻飲服。

【主治與功效】治酒精中毒。

【方劑解釋】葛花：「解酒醒脾。治傷酒發熱煩渴，不思飲食，嘔吐逆酸，吐血等」（《中藥大辭典》）；蘿蔔：順氣，利水。

**方 二**

常見病精選驗方解

【方劑組成】麝香 0.3 克。

【製法與用法】將麝香置於口中，含化。

【主治與功效】治飲酒昏迷不醒。

【方劑解釋】麝香：「通諸竅，開經絡，透肌骨，解酒毒，清瓜果食積等」（《中藥大辭典》）。

**方 三**

【方劑組成】鮮葛根適量。

【製法與用法】將鮮葛根搗爛取汁約 100～200 ml，飲用。

【主治與功效】治酒醉不醒。

【方劑解釋】葛根：「升陽解肌，透疹止瀉，除煩止渴。治酒醉不醒……」（《中藥大辭典》）。

# 參考書目

1　江蘇新醫學院編，中藥大辭典，上海科學技術出版社，2004 年 4 月第 1 版第 13 次印刷。

2　高學敏主編，中藥學，人民衛生出版社，2003 年 7 月第 1 版第 3 次印刷。

3　中華人民共和國衛生部藥政管理局，中國生物製品檢定所主編，中藥材手冊，人民衛生出版社，1990 年 10 月第 2 版第 4 次印刷。

# 彩色圖解太極武術

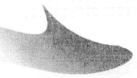

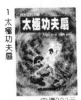

**1** 太極功夫扇
定價220元

**2** 武當太極劍
定價220元

**3** 楊式太極劍
定價220元

**4** 楊式太極刀
定價220元

**5** 二十四式太極拳+VCD
定價350元

**6** 三十二式太極劍+VCD
定價350元

**7** 四十二式太極劍+VCD
定價350元

**8** 四十二式太極拳+VCD
定價350元

**9** 楊式十六式太極劍
定價350元

**10** 楊氏二十八式太極拳+VCD
定價350元

**11** 楊式太極拳四十式+VCD
定價350元

**12** 陳式太極拳五十六式+VCD
定價350元

**13** 吳式太極拳五十六式+VCD
定價350元

**14** 精簡陳式太極拳八式十六式
定價220元

**15** 精簡吳式太極拳三十六式 拳架·推手
定價220元

**16** 夕陽美功夫扇
定價220元

**17** 綜合四十八式太極拳+VCD
定價350元

**18** 三十二式太極拳 四段
定價220元

**19** 楊式三十七式太極拳+VCD
定價350元

**20** 楊氏五十一式太極劍+VCD
定價350元

**21** 嫡傳楊家太極拳精練二十八式
定價220元

**22** 嫡傳楊家太極劍五十一式
定價220元

**23** 嫡傳楊家太極刀十三式
定價220元

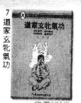

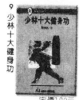

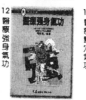
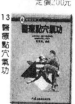

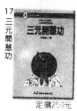
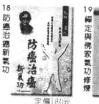

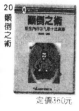
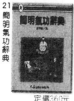
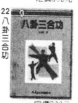
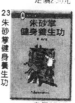
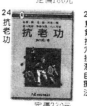
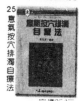
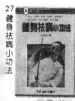
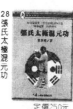
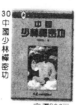
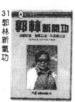
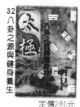

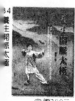
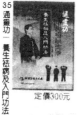
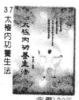

國家圖書館出版品預行編目資料

常見病精選驗方解 / 王樹平　劉　文　主編
——初版，——臺北市，大展，2009〔民98.07〕
面；21公分，——（中醫保健站；23）
ISBN　978－957－468－695－7（平裝）

1.驗方　2.中藥方劑學　3.辨證論治

414.65　　　　　　　　　　　　　　　98007800

# 常見病精選驗方解

ISBN 978－957－468－695－7

主　　編/王樹平　劉　　文
責任編輯/周景雲
發 行 人/蔡森明
出 版 者/大展出版社有限公司
社　　址/台北市北投區（石牌）致遠一路2段12巷1號
電　　話/（02）28236031・28236033・28233123
傳　　眞/（02）28272069
郵政劃撥/01669551
網　　址/www.dah-jaan.com.tw
E - mail / service@dah-jaan.com.tw
登 記 證/局版臺業字第2171號
承 印 者/傳興印刷有限公司
裝　　訂/建鑫裝訂有限公司
排 版 者/弘益電腦排版有限公司
授 權 者/湖北科學技術出版社
初版1刷/2009年（民98年）7月

定　價/280元

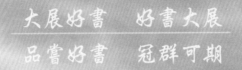

大展好書　好書大展
品嘗好書　冠群可期

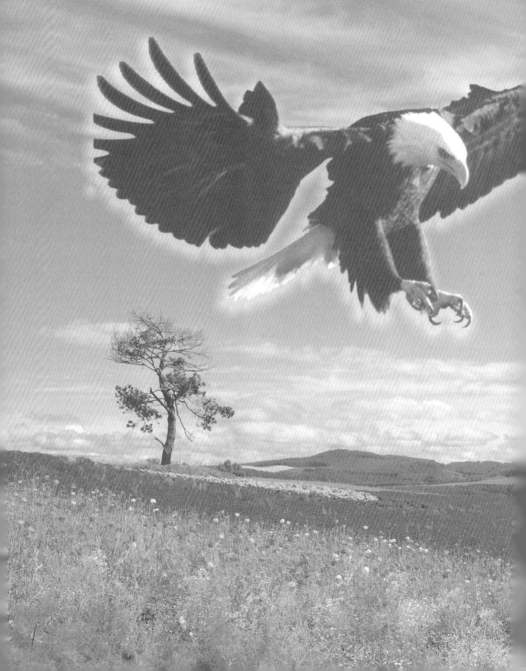

大展好書　好書大展
品嘗好書．冠群可期